INDISCHE REZEPTE 2022

KÖSTLICHE UND AUTHENTISCHE REZEPTE DER TRADITION

JULIA LORENZ

Inhaltsverzeichnis

Murgh Bagan-e-Bahar

(Gegrillte Hähnchenkeulen)

Für 4

Zutaten

Salz nach Geschmack

1½ TL Ingwerpaste

1½ TL Knoblauchpaste

1 TL Garam Masala

8 Hähnchenkeulen

30 g Minzblätter, fein gehackt

2 EL getrocknete Granatapfelkerne

50 g Joghurt

1 TL gemahlener schwarzer Pfeffer

Saft von 1 Zitrone

Chaat masala* schmecken

Methode

- Salz, Ingwerpaste, Knoblauchpaste und Garam Masala mischen. Machen Sie Einschnitte auf den Trommelstöcken und marinieren Sie sie 1 Stunde lang mit dieser Mischung.

- Die restlichen Zutaten, außer dem Chaat Masala, mahlen.

- Die gemahlene Mischung mit dem Huhn vermischen und 4 Stunden ruhen lassen.

- Das Hähnchen 30 Minuten grillen. Mit Chaat Masala bestreuen. Dienen.

Butterhuhn

Für 4

Zutaten

1 kg Hühnchen, in 12 Stücke geschnitten

Salz nach Geschmack

1 TL Kurkuma

Saft von 1 Zitrone

4 EL Butter

3 große Zwiebeln, fein gehackt

1 TL Ingwerpaste

1 TL Knoblauchpaste

1 EL gemahlener Koriander

4 große Tomaten, püriert

125 g Joghurt

Methode

- Das Hähnchen mit Salz, Kurkuma und Zitronensaft eine Stunde marinieren.

- Die Butter in einem Topf erhitzen. Fügen Sie die Zwiebeln hinzu und braten Sie sie glasig an.

- Ingwerpaste, Knoblauchpaste und gemahlenen Koriander hinzufügen. Bei mittlerer Hitze 5 Minuten braten.

- Das marinierte Hähnchen hinzufügen. 5 Minuten braten. Tomatenpüree und Joghurt dazugeben. Mit einem Deckel abdecken und 35 Minuten köcheln lassen. Heiß servieren.

Hühnchen-Sukha

(Trockenes Huhn)

Für 4

Zutaten

2 EL raffiniertes Pflanzenöl

4 große Zwiebeln, fein gehackt

1 kg Hühnchen, in 12 Stücke geschnitten

4 Tomaten, fein gehackt

1 TL Kurkuma

2 grüne Chilis, in Scheiben geschnitten

8 Knoblauchzehen, zerdrückt

5cm Ingwerwurzel, gerieben

2 EL Garam Masala

2 Würfel Hühnerbrühe

Salz nach Geschmack

50 g Korianderblätter, gehackt

Methode

- Das Öl in einem Topf erhitzen. Die Zwiebeln bei mittlerer Hitze braun braten. Die restlichen Zutaten bis auf die Korianderblätter hinzufügen.

- Gut mischen und bei schwacher Hitze 40 Minuten kochen lassen, dabei gelegentlich umrühren.

- Mit den Korianderblättern garnieren. Heiß servieren.

Indisches Brathähnchen

Für 4

Zutaten

1 kg Hühnchen

1 EL Zitronensaft

Salz nach Geschmack

2 große Zwiebeln

2,5 cm Ingwerwurzel

4 Knoblauchzehen

3 Nelken

3 grüne Kardamomkapseln

5cm Zimt

4 EL raffiniertes Pflanzenöl

200 g Semmelbrösel

2 Äpfel, gehackt

4 hartgekochte Eier, gehackt

Methode

- Das Hähnchen mit Zitronensaft und Salz 1 Stunde marinieren.

- Zwiebeln, Ingwer, Knoblauch, Nelken, Kardamom und Zimt mit ausreichend Wasser zu einer glatten Paste vermahlen.

- Das Öl in einem Topf erhitzen. Die Paste dazugeben und bei schwacher Hitze 7 Minuten braten. Semmelbrösel, Äpfel und Salz hinzufügen. 3-4 Minuten kochen.

- Das Hähnchen mit dieser Mischung füllen und in einem Ofen bei 230 °C (450 °F, Gas Stufe 8) 40 Minuten lang braten. Mit den Eiern garnieren. Heiß servieren.

Scharfes Gerangel

Für 4

Zutaten

3 EL raffiniertes Pflanzenöl

750 g Hühnerwürstchen, in Scheiben geschnitten

4 grüne Paprika, Julienned

1 TL Chilipulver

2 TL gemahlener Kreuzkümmel

10 Knoblauchzehen, fein gehackt

3 Tomaten, geviertelt

4 EL kaltes Wasser

½ TL frisch gemahlener Pfeffer

Salz nach Geschmack

4 Eier, leicht verquirlt

Methode

- Das Öl in einem Topf erhitzen. Die Würstchen dazugeben und bei mittlerer Hitze braun braten. Alle restlichen Zutaten, außer den Eiern, hinzufügen. Gut mischen. Bei schwacher Hitze 8-10 Minuten kochen.

- Die Eier vorsichtig hinzufügen und rühren, bis die Eier fertig sind. Heiß servieren.

Hühnchen-Curry mit getrockneter Kokosnuss

Für 4

Zutaten

1 kg Hühnchen, in 12 Stücke geschnitten

Salz nach Geschmack

Saft einer halben Zitrone

1 große Zwiebel, in Scheiben geschnitten

4 EL Kokosraspeln

1 TL Kurkuma

8 Knoblauchzehen

2,5 cm Ingwerwurzel

½ TL Fenchelsamen

1 TL Garam Masala

1 TL Mohn

4 EL raffiniertes Pflanzenöl

500ml/16fl oz Wasser

Methode

- Das Hähnchen mit Salz und Zitronensaft 30 Minuten marinieren.

- Zwiebel und Kokosnuss 5 Minuten trocken rösten.

- Mit allen restlichen Zutaten außer Öl und Wasser mischen. Mit genügend Wasser mahlen, bis eine glatte Paste entsteht.

- Das Öl in einem Topf erhitzen. Fügen Sie die Paste hinzu und braten Sie sie 7-8 Minuten bei schwacher Hitze. Fügen Sie das Huhn und das Wasser hinzu. 40 Minuten köcheln lassen. Heiß servieren.

Einfaches Huhn

Für 4

Zutaten

1 kg Hühnchen, in 8 Stücke geschnitten

Salz nach Geschmack

1 TL Chilipulver

½ TL Kurkuma

3 EL raffiniertes Pflanzenöl

2 große Zwiebeln, fein geschnitten

1 TL Ingwerpaste

1 TL Knoblauchpaste

4-5 ganze rote Chilis, entkernt

4 kleine Tomaten, fein gehackt

1 EL Garam Masala

250ml/8fl oz Wasser

Methode

- Das Hähnchen mit Salz, Chilipulver und Kurkuma 1 Stunde marinieren.

- Das Öl in einem Topf erhitzen. Zwiebeln dazugeben und bei mittlerer Hitze braun braten. Fügen Sie die Ingwerpaste und die Knoblauchpaste hinzu. 1 Minute braten.

- Das marinierte Hähnchen und die restlichen Zutaten hinzufügen. Gut mischen. Mit einem Deckel abdecken und 40 Minuten köcheln lassen. Heiß servieren.

Südliches Hühnchen-Curry

Zutaten

1 TL Ingwerpaste

1 TL Knoblauchpaste

2 grüne Chilis, fein gehackt

1 TL Zitronensaft

Salz nach Geschmack

1 kg Hühnchen, in 10 Stücke geschnitten

3 EL raffiniertes Pflanzenöl

2,5 cm Zimt

3 grüne Kardamomkapseln

3 Nelken

1 Stern Anis

2 Lorbeerblätter

3 große Zwiebeln, fein gehackt

½ TL Chilipulver

½ TL Kurkuma

1 EL gemahlener Koriander

250 ml Kokosmilch

Für die Würze:

½ TL Senfkörner

8 Curryblätter

3 ganze trockene rote Chilis

Methode

- Ingwerpaste, Knoblauchpaste, grüne Chilis, Zitronensaft und Salz vermischen. Marinieren Sie das Huhn mit dieser Mischung für 30 Minuten.

- Die Hälfte des Öls in einem Topf erhitzen. Zimt, Kardamom, Nelken, Sternanis und Lorbeerblätter hinzufügen. Lassen Sie sie 30 Sekunden lang stottern.

- Fügen Sie die Zwiebeln hinzu und braten Sie sie bei mittlerer Hitze, bis sie braun werden.

- Das marinierte Hühnchen, Chilipulver, Kurkuma und gemahlenen Koriander hinzufügen. Gut mischen und mit einem Deckel abdecken. Bei schwacher Hitze 20 Minuten kochen.

- Fügen Sie die Kokosmilch hinzu. Gut mischen und weitere 10 Minuten kochen lassen, dabei häufig umrühren. Beiseite legen.

- Restliches Öl in einem kleinen Topf erhitzen. Fügen Sie die Gewürzzutaten hinzu. Lassen Sie sie 30 Sekunden lang stottern.

- Gießen Sie diese Gewürze in das Hühnercurry. Gut mischen und heiß servieren.

Hühnereintopf in Kokosmilch

Für 4

Zutaten

2 EL raffiniertes Pflanzenöl

2 Zwiebeln, in je 8 Stücke geschnitten

1 TL Ingwerpaste

1 TL Knoblauchpaste

3 grüne Chilis, längs geschlitzt

2 EL Garam Masala

8 Hähnchenkeulen

750ml/1¼ Pints Kokosmilch

200 g gefrorenes gemischtes Gemüse

Salz nach Geschmack

2 TL Reismehl, in 120 ml Wasser aufgelöst

Methode

- Das Öl in einem Topf erhitzen. Zwiebeln, Ingwerpaste, Knoblauchpaste, grüne Chilis und Garam Masala hinzufügen. 5 Minuten unter ständigem Rühren braten.

- Die Trommelstöcke und die Kokosmilch hinzufügen. Gut mischen. 20 Minuten köcheln lassen.

- Gemüse und Salz dazugeben. Gut mischen und 15 Minuten kochen.

- Fügen Sie die Reismehlmischung hinzu. 5-10 Minuten köcheln lassen und heiß servieren.

Chandi Tikka

(Gebratene Hähnchenstücke mit Haferflocken überzogen)

Für 4

Zutaten

1 EL Zitronensaft

1 TL Ingwerpaste

1 TL Knoblauchpaste

75 g Cheddar-Käse

200g Joghurt

¾ TL gemahlener weißer Pfeffer

1 TL Schwarzkümmelsamen

Salz nach Geschmack

4 Hähnchenbrust

1 Ei, verquirlt

45 g Haferflocken

Methode

- Alle Zutaten bis auf die Hähnchenbrust, das Ei und die Haferflocken miteinander vermischen. Marinieren Sie das Huhn mit dieser Mischung für 3-4 Stunden.

- Die marinierten Hähnchenbrust in das Ei tauchen, mit den Haferflocken bestreichen und eine Stunde grillen, dabei gelegentlich wenden. Heiß servieren.

Tandoori Hühnchen

Zutaten

1 EL Zitronensaft

2 TL Ingwerpaste

2 TL Knoblauchpaste

2 grüne Chilis, fein gerieben

1 EL Korianderblätter, gemahlen

1 TL Chilipulver

1 EL Garam Masala

1 EL gemahlene rohe Papaya

½ TL orange Lebensmittelfarbe

1½ EL raffiniertes Pflanzenöl

Salz nach Geschmack

1kg ganzes Hähnchen

Methode

- Alle Zutaten, außer dem Hühnchen, miteinander vermischen. Machen Sie Einschnitte auf dem Huhn und marinieren Sie es 6-8 Stunden lang mit dieser Mischung.

- Das Hähnchen in einem Ofen bei 200 °C (400 °F, Gas Stufe 6) 40 Minuten lang braten. Heiß servieren.

Murgh Lajawab

(Hühnchen mit reichhaltigen indischen Gewürzen gekocht)

Für 4

Zutaten

1 kg Hühnchen, in 8 Stücke geschnitten 1 TL Ingwerpaste

1 TL Knoblauchpaste

4 EL Ghee

2 TL Mohn, gemahlen

1 TL Melonenkerne*, Boden

6 Mandeln

3 grüne Kardamomkapseln

¼ TL gemahlene Muskatnuss

1 TL Garam Masala

2 Stück Keule

Salz nach Geschmack

750ml/1¼ Liter Milch

6 Fäden Safran

Methode

- Marinieren Sie das Huhn mit der Ingwerpaste und der Knoblauchpaste eine Stunde lang.

- Das Ghee in einem Topf erhitzen und das marinierte Hähnchen 10 Minuten bei mittlerer Hitze braten.

- Alle restlichen Zutaten außer Milch und Safran hinzufügen. Gut mischen, mit einem Deckel abdecken und 20 Minuten köcheln lassen.

- Milch und Safran dazugeben und 10 Minuten köcheln lassen. Heiß servieren.

Lahori-Hühnchen

(Huhn nach Nordwest-Grenze)

Für 4

Zutaten

50 g Joghurt

1 TL Ingwerpaste

1 TL Knoblauchpaste

1 TL Chilipulver

½ TL Kurkuma

1 kg Hühnchen, in 12 Stücke geschnitten

4 EL raffiniertes Pflanzenöl

2 große Zwiebeln, fein gehackt

1 TL Sesam, gemahlen

1 TL Mohn, gemahlen

10 Cashewnüsse, gemahlen

2 große grüne Paprika, entkernt und fein gehackt

500 ml Kokosmilch

Salz nach Geschmack

Methode

- Joghurt, Ingwerpaste, Knoblauchpaste, Chilipulver und Kurkuma vermischen. Marinieren Sie das Huhn mit dieser Mischung für 1 Stunde.

- Das Öl in einem Topf erhitzen. Die Zwiebeln bei schwacher Hitze braun braten.

- Das marinierte Hähnchen hinzufügen. 7-8 Minuten braten. Alle restlichen Zutaten hinzufügen und 30 Minuten kochen lassen, dabei gelegentlich umrühren. Heiß servieren.

Hühnerleber

Für 4

Zutaten

3 EL raffiniertes Pflanzenöl

2 große Zwiebeln, fein geschnitten

5 Knoblauchzehen, gehackt

8 Hühnerleber

1 TL gemahlener schwarzer Pfeffer

1 TL Zitronensaft

Salz nach Geschmack

Methode

- Das Öl in einem Topf erhitzen. Zwiebeln und Knoblauch dazugeben. Bei mittlerer Hitze 3-4 Minuten braten.

- Alle restlichen Zutaten hinzufügen. 15-20 Minuten braten, dabei gelegentlich umrühren. Heiß servieren.

Balti Hühnchen

Für 4

Zutaten

4 EL Ghee

1 TL Kurkuma

1 EL Senfkörner

1 EL Kreuzkümmelsamen

8 Knoblauchzehen, fein gehackt

2,5 cm Ingwerwurzel, fein gehackt

3 kleine Zwiebeln, fein gehackt

7 grüne Chilis

750 g Hühnerbrust, gehackt

1 EL gemahlener Koriander

1 EL Einzelrahm

1 TL Garam Masala

Salz nach Geschmack

Methode

- Das Ghee in einem Topf erhitzen. Kurkuma, Senfkörner und Kreuzkümmel zugeben. Lassen Sie sie 30 Sekunden lang stottern. Knoblauch, Ingwer, Zwiebeln und grüne Chilis dazugeben und bei mittlerer Hitze 2-3 Minuten braten.

- Alle restlichen Zutaten hinzufügen. 30 Minuten bei schwacher Hitze kochen, dabei gelegentlich umrühren. Heiß servieren.

Würziges Hühnchen

Für 4

Zutaten

8 Hähnchenkeulen

2 TL grüne Chilisauce

2 EL raffiniertes Pflanzenöl

2 große Zwiebeln, fein geschnitten

10 Knoblauchzehen, fein gehackt

Salz nach Geschmack

eine Prise Zucker

2 TL Malzessig

Methode

- Das Hähnchen mit der Chilisauce 30 Minuten marinieren.

- Das Öl in einem Topf erhitzen. Zwiebeln dazugeben und bei mittlerer Hitze glasig braten.

- Fügen Sie den Knoblauch, das marinierte Huhn und das Salz hinzu. Gut mischen und bei schwacher Hitze 30 Minuten kochen lassen, dabei gelegentlich umrühren.

- Zucker und Essig hinzufügen. Gut mischen und heiß servieren.

Hühnchen-Dilruba

(Hühnchen in fetter Soße)

Für 4

Zutaten

5 EL raffiniertes Pflanzenöl

20 Mandeln, gemahlen

20 Cashewnüsse, gemahlen

2 kleine Zwiebeln, gemahlen

5cm Ingwerwurzel, gerieben

1 kg Hühnchen, in 8 Stücke geschnitten

200g Joghurt

240ml/6fl oz Milch

1 TL Garam Masala

½ TL Kurkuma

1 TL Chilipulver

Salz nach Geschmack

1 Prise Safran, eingeweicht in 1 EL Milch

2 EL Korianderblätter, gehackt

Methode

- Das Öl in einem Topf erhitzen. Mandeln, Cashewnüsse, Zwiebeln und Ingwer dazugeben. 3 Minuten bei mittlerer Hitze braten.

- Hühnchen und Joghurt dazugeben. Gut mischen und bei mittlerer Hitze 20 Minuten kochen lassen.

- Milch, Garam Masala, Kurkuma, Chilipulver und Salz hinzufügen. Gut mischen. Mit einem Deckel abdecken und bei schwacher Hitze 20 Minuten garen.

- Mit Safran- und Korianderblättern garnieren. Heiß servieren.

Gebratene Hähnchenflügel

Für 4

Zutaten

¼ TL Kurkuma

1 TL Garam Masala

1 TL Chaat-Masala*

Salz nach Geschmack

1 Ei, verquirlt

Raffiniertes Pflanzenöl zum Frittieren

12 Hühnerflügel

Methode

- Kurkuma, Garam Masala, Chaat Masala, Salz und Ei zu einem glatten Teig verrühren.

- Öl in einer Pfanne erhitzen. Die Chicken Wings in den Teig tauchen und bei mittlerer Hitze goldbraun frittieren.

- Auf saugfähigem Papier abtropfen lassen und heiß servieren.

Murgh Mussalam

(Gefülltes Huhn)

Für 6

Zutaten

2 EL Ghee

2 große Zwiebeln, gerieben

4 schwarze Kardamomkapseln, gemahlen

1 TL Mohn

50 g getrocknete Kokosnuss

1 TL Muskatblüte

1 kg Hühnchen

4-5 EL Besan_*

2-3 Lorbeerblätter

6-7 grüne Kardamomkapseln

3 TL Knoblauchpaste

200g Joghurt

Salz nach Geschmack

Methode

- ½ EL Ghee in einem Topf erhitzen. Fügen Sie die Zwiebeln hinzu und braten Sie, bis sie braun sind.

- Kardamom, Mohn, Kokosnuss und Muskatblüte hinzufügen. 3 Minuten braten.

- Das Hähnchen mit dieser Mischung füllen und die Öffnung zunähen. Beiseite legen.

- Restliches Ghee in einem Topf erhitzen. Fügen Sie alle restlichen Zutaten und das Huhn hinzu. 1½ Stunden köcheln lassen, dabei gelegentlich umrühren. Heiß servieren.

Hühnchen-Genuss

Für 4

Zutaten

4 EL raffiniertes Pflanzenöl

5cm gemahlener Zimt

1 EL Kardamompulver

8 gemahlene Nelken

½ TL geriebene Muskatnuss

2 große Zwiebeln, gemahlen

10 Knoblauchzehen, zerdrückt

2,5 cm Ingwerwurzel, gerieben

Salz nach Geschmack

1 kg Hühnchen, in 8 Stücke geschnitten

200g Joghurt

300 g Tomatenmark

Methode

- Das Öl in einem Topf erhitzen. Zimt, Kardamom, Nelken, Muskat, Zwiebeln, Knoblauch und Ingwer dazugeben. Bei mittlerer Hitze 5 Minuten braten.

- Fügen Sie Salz, Hühnchen, Joghurt und Tomatenpüree hinzu. Gut mischen und 40 Minuten köcheln lassen, dabei häufig umrühren. Heiß servieren.

Salli Hühnchen

(Hühnchen mit Kartoffelchips)

Für 4

Zutaten

Salz nach Geschmack

1 TL Ingwerpaste

1 TL Knoblauchpaste

1 kg Hühnchen, gehackt

3 EL raffiniertes Pflanzenöl

2 große Zwiebeln, fein gehackt

1 TL Zucker

4 Tomaten, püriert

1 TL Kurkuma

250 g gesalzene Kartoffelchips

Methode

- Salz, Ingwerpaste und Knoblauchpaste vermischen. Marinieren Sie das Huhn mit dieser Mischung für 1 Stunde. Beiseite legen.

- Das Öl in einem Topf erhitzen. Die Zwiebeln bei schwacher Hitze braun braten.

- Das marinierte Hähnchen und den Zucker, das Tomatenpüree und die Kurkuma hinzufügen. Mit einem Deckel abdecken und 40 Minuten köcheln lassen, dabei häufig umrühren.

- Die Kartoffelchips darüberstreuen und heiß servieren.

Gebratenes Hühnchen-Tikka

Für 4

Zutaten

1 kg Hühnchen ohne Knochen, gehackt

1 Liter/1 Pints Milch

1 TL Safran

8 grüne Kardamomkapseln

5 Nelken

2,5 cm Zimt

2 Lorbeerblätter

250g Basmatireis

4 TL Fenchelsamen

Salz nach Geschmack

150 g Joghurt

Raffiniertes Pflanzenöl zum Frittieren

Methode

- Mischen Sie das Huhn mit der Milch, Safran, Kardamom, Nelken, Zimt und Lorbeerblättern. In einem Topf bei schwacher Hitze 50 Minuten kochen. Beiseite legen.

- Mahlen Sie den Reis mit den Fenchelsamen, Salz und genügend Wasser zu einer feinen Paste. Diese Paste zum Joghurt geben und gründlich verquirlen.

- Öl in einer Pfanne erhitzen. Die Hähnchenteile in die Joghurtmischung tauchen und bei mittlerer Hitze goldbraun braten. Heiß servieren.

Huhn Seekh

Zutaten

500g/1lb 2oz Hühnchen, gehackt

10 Knoblauchzehen, gemahlen

5cm Ingwerwurzel, Julienned

2 grüne Chilis, fein gehackt

½ TL Schwarzkümmelsamen

Salz nach Geschmack

Methode

- Das Hackfleisch mit allen Zutaten vermischen und zu einem glatten Teig kneten. Teilen Sie diese Mischung in 8 gleiche Portionen.

- Aufspießen und 10 Minuten grillen.

- Heiß servieren mit Minz-Chutney

Nadan Kozhikari

(Huhn mit Fenchel und Kokosmilch)

Für 4

Zutaten

½ TL Kurkuma

2 TL Ingwerpaste

Salz nach Geschmack

1 kg Hühnchen, in 8 Stücke geschnitten

1 EL Koriandersamen

3 rote Chilis

1 TL Fenchelsamen

1 TL Senfkörner

3 große Zwiebeln

3 EL raffiniertes Pflanzenöl

750ml/1¼ Pints Kokosmilch

250ml/8fl oz Wasser

10 Curryblätter

Methode

- Kurkuma, Ingwerpaste und Salz 1 Stunde mischen. Marinieren Sie das Huhn mit dieser Mischung für 1 Stunde.

- Koriandersamen, rote Chilis, Fenchelsamen und Senfkörner trocken rösten. Mit den Zwiebeln mischen und zu einer glatten Paste mahlen.

- Das Öl in einem Topf erhitzen. Fügen Sie die Zwiebelpaste hinzu und braten Sie sie 7 Minuten lang bei schwacher Hitze. Fügen Sie das marinierte Huhn, die Kokosmilch und das Wasser hinzu. 40 Minuten köcheln lassen. Mit den Curryblättern garniert servieren.

Mamas Huhn

Für 4

Zutaten

3 EL raffiniertes Pflanzenöl

5cm Zimt

2 grüne Kardamomkapseln

4 Nelken

4 große Zwiebeln, fein gehackt

2,5 cm Ingwerwurzel, gerieben

8 Knoblauchzehen, zerdrückt

3 große Tomaten, fein gehackt

2 TL gemahlener Koriander

1 TL Kurkuma

Salz nach Geschmack

1 kg Hühnchen, in 12 Stücke geschnitten

500ml/16fl oz Wasser

Methode

- Das Öl in einem Topf erhitzen. Zimt, Kardamom und Nelken dazugeben. Lassen Sie sie 15 Sekunden lang stottern.

- Zwiebeln, Ingwer und Knoblauch dazugeben. 2 Minuten bei mittlerer Hitze braten.

- Fügen Sie die restlichen Zutaten hinzu, außer dem Wasser. 5 Minuten braten.

- Gießen Sie das Wasser ein. Gut mischen und 40 Minuten köcheln lassen. Heiß servieren.

Methi-Huhn

(Hühnchen gekocht mit Bockshornkleeblättern)

Für 4

Zutaten

1 TL Ingwerpaste

2 TL Knoblauchpaste

2 TL gemahlener Koriander

½ TL gemahlene Nelken

Saft von 1 Zitrone

1 kg Hühnchen, in 8 Stücke geschnitten

4 TL Butter

1 TL trockenes Ingwerpulver

2 EL getrocknete Bockshornkleeblätter

50 g Korianderblätter, gehackt

10 g Minzblätter, fein gehackt

Salz nach Geschmack

Methode

- Ingwerpaste, Knoblauchpaste, gemahlenen Koriander, Nelken und die Hälfte des Zitronensaftes mischen. Marinieren Sie das Huhn mit dieser Mischung für 2 Stunden.
- Im Ofen bei 200 °C (400 °F, Gas Stufe 6) 50 Minuten backen. Beiseite legen.
- Die Butter in einem Topf erhitzen. Fügen Sie das gebratene Huhn und alle restlichen Zutaten hinzu. Gut werfen. 5-6 Minuten kochen und heiß servieren.

Scharfe Hähnchenkeulen

Für 4

Zutaten

8-10 Hähnchenkeulen, rundherum mit einer Gabel angestochen

2 Eier, verquirlt

100 g Grieß

Raffiniertes Pflanzenöl zum Frittieren

Für die Gewürzmischung:

6 rote Chilis

6 Knoblauchzehen

2,5 cm Ingwerwurzel

1 EL Korianderblätter, gehackt

6 Nelken

15 schwarze Pfefferkörner

Salz nach Geschmack

4 EL Malzessig

Methode

- Mahlen Sie die Zutaten für die Gewürzmischung zu einer glatten Paste. Marinieren Sie die Drumsticks eine Stunde lang mit dieser Paste.

- Öl in einer Pfanne erhitzen. Die Trommelstöcke in das Ei tauchen, im Grieß wälzen und bei mittlerer Hitze goldbraun braten. Heiß servieren.

Dieter's Chicken Curry

Für 4

Zutaten

1 TL Ingwerpaste

1 TL Knoblauchpaste

200g Joghurt

1 TL Chilipulver

½ TL Kurkuma

2 Tomaten, fein gehackt

1 TL gemahlener Koriander

1 TL gemahlener Kreuzkümmel

1 TL getrocknete Bockshornkleeblätter, zerdrückt

2 TL Garam Masala

1 TL Mangogurke

Salz nach Geschmack

750g/1lb 10oz Hühnchen, gehackt

Methode

- Alle Zutaten, außer dem Hühnchen, miteinander vermischen. Marinieren Sie das Huhn mit dieser Mischung für 3 Stunden.
- Kochen Sie die Mischung in einem Tontopf oder einem Topf bei schwacher Hitze 40 Minuten lang. Bei Bedarf Wasser hinzufügen. Heiß servieren.

Himmlisches Huhn

Für 4

Zutaten

4 EL raffiniertes Pflanzenöl

1 kg Hühnchen, in 8 Stücke geschnitten

Salz nach Geschmack

1 TL Pfeffer

1 TL Kurkuma

6 Frühlingszwiebeln, fein gehackt

250ml/8fl oz Wasser

Für die Gewürzmischung:

1½ TL Ingwerpaste

1½ TL Knoblauchpaste

3 grüne Paprika, entkernt und in Scheiben geschnitten

2 grüne Chilis

½ frische Kokosnuss, gerieben

2 Tomaten, fein gehackt

Methode

- Die Zutaten der Gewürzmischung zu einer glatten Paste vermahlen.

- Das Öl in einem Topf erhitzen. Die Paste dazugeben und bei schwacher Hitze 7 Minuten braten. Fügen Sie die restlichen Zutaten hinzu, außer dem Wasser. 5 Minuten braten. Fügen Sie das Wasser hinzu. Gut mischen und 40 Minuten köcheln lassen. Heiß servieren.

Hühnchen-Rizala

Für 4

Zutaten

6 EL raffiniertes Pflanzenöl

2 große Zwiebeln, längs in Scheiben geschnitten

1 TL Ingwerpaste

1 TL Knoblauchpaste

2 EL Mohn, gemahlen

1 EL gemahlener Koriander

2 große grüne Paprika, Julienned

360ml/12fl oz Wasser

1 kg Hühnchen, in 8 Stücke geschnitten

6 grüne Kardamomkapseln

5 Nelken

200g Joghurt

1 TL Garam Masala

Saft von 1 Zitrone

Salz nach Geschmack

Methode

- Das Öl in einem Topf erhitzen. Zwiebeln, Ingwerpaste, Knoblauchpaste, Mohn und gemahlenen Koriander hinzufügen. 2 Minuten bei schwacher Hitze braten.
- Alle restlichen Zutaten dazugeben und gut vermischen. Mit einem Deckel abdecken und 40 Minuten köcheln lassen, dabei gelegentlich umrühren. Heiß servieren.

Hühnchen Überraschung

Für 4

Zutaten

150 g Korianderblätter, gehackt

10 Knoblauchzehen

2,5 cm Ingwerwurzel

1 TL Garam Masala

1 EL Tamarindenpaste

2 TL Kreuzkümmelsamen

1 TL Kurkuma

4 EL Wasser

Salz nach Geschmack

1 kg Hühnchen, in 8 Stücke geschnitten

Raffiniertes Pflanzenöl zum Frittieren

2 Eier, verquirlt

Methode

- Alle Zutaten mit Ausnahme des Huhns, des Öls und der Eier zu einer glatten Paste zermahlen. Marinieren Sie das Huhn mit dieser Paste für 2 Stunden.

- Öl in einer Pfanne erhitzen. Jedes Hähnchenstück in die Eier tauchen und bei mittlerer Hitze braun braten. Heiß servieren.

Käsiges Hühnchen

Zutaten

12 Hähnchenkeulen

4 EL Butter

1 TL Ingwerpaste

1 TL Knoblauchpaste

2 große Zwiebeln, fein gehackt

1 TL Garam Masala

Salz nach Geschmack

200g Joghurt

Für die Marinade:

1 TL Ingwerpaste

1 TL Knoblauchpaste

1 EL Zitronensaft

¼ TL Garam Masala

4 EL Einzelrahm

4 EL Cheddarkäse, gerieben

Salz nach Geschmack

Methode

- Die Drumsticks mit einer Gabel rundherum einstechen. Alle Zutaten für die Marinade vermischen. Marinieren Sie die Drumsticks mit dieser Mischung für 8-10 Stunden.

- Die Butter in einem Topf erhitzen. Fügen Sie die Ingwerpaste und die Knoblauchpaste hinzu. Bei mittlerer Hitze 1-2 Minuten braten. Alle restlichen Zutaten bis auf den Joghurt hinzufügen. 5 Minuten braten.

- Die Drumsticks und den Joghurt dazugeben. 40 Minuten köcheln lassen. Heiß servieren.

Rindfleisch Korma

(Rindfleisch in einer scharfen Soße gekocht)

Für 4

Zutaten

4 EL raffiniertes Pflanzenöl

2 große Zwiebeln, fein gehackt

675 g Rindfleisch, in 2,5 cm große Stücke geschnitten

360ml/12fl oz Wasser

½ TL gemahlener Zimt

120ml/4fl oz Einzelcreme

125 g Joghurt

1 TL Garam Masala

Salz nach Geschmack

10 g Korianderblätter, fein gehackt

Für die Gewürzmischung:

1½ EL Koriandersamen

¾ EL Kreuzkümmel

3 grüne Kardamomkapseln

4 schwarze Pfefferkörner

6 Nelken

2,5 cm Ingwerwurzel

10 Knoblauchzehen

15 Mandeln

Methode

- Alle Zutaten der Gewürzmischung miteinander vermischen und mit genügend Wasser zu einer glatten Paste vermahlen. Beiseite legen.
- Das Öl in einem Topf erhitzen. Fügen Sie die Zwiebeln hinzu und braten Sie sie bei mittlerer Hitze, bis sie braun werden.
- Fügen Sie die Gewürzmischungspaste und das Rindfleisch hinzu. 2-3 Minuten braten. Fügen Sie das Wasser hinzu. Gut mischen und 45 Minuten köcheln lassen.
- Gemahlenen Zimt, Sahne, Joghurt, Garam Masala und Salz hinzufügen. 3-4 Minuten gründlich umrühren.
- Das Rinderkorma mit den Korianderblättern garnieren. Heiß servieren.

Dhal Kheema

(Hack mit Linsen)

Zutaten

675 g Lammfleisch, gehackt

1 TL Ingwerpaste

1 TL Knoblauchpaste

3 große Zwiebeln, fein gehackt

360ml/12fl oz Wasser

Salz nach Geschmack

600 g / 5 oz Chana Dhal*, in 250ml/8fl oz Wasser für 30 Minuten
eingeweicht

½ TL Tamarindenpaste

60ml/2fl oz raffiniertes Pflanzenöl

4 Nelken

2,5 cm Zimt

2 grüne Kardamomkapseln

4 schwarze Pfefferkörner

10 g Korianderblätter, fein gehackt

Für die Gewürzmischung:

2 TL Koriandersamen

3 rote Chilis

½ TL Kurkuma

¼ TL Kreuzkümmelsamen

25g frische Kokosnuss, gerieben

1 TL Mohn

Methode

- Alle Zutaten der Gewürzmischung zusammen trocken anrösten. Mahlen Sie diese Mischung mit genügend Wasser, um eine glatte Paste zu bilden. Beiseite legen.

- Das Lammhackfleisch mit der Ingwerpaste, der Knoblauchpaste, der Hälfte der Zwiebeln, dem restlichen Wasser und dem Salz mischen. In einem Topf bei mittlerer Hitze 40 Minuten kochen.

- Fügen Sie das Chana-Dhal zusammen mit dem Wasser hinzu, in dem es eingeweicht wurde. Gut mischen. 10 Minuten köcheln lassen.

- Fügen Sie die Gewürzmischungspaste und die Tamarindenpaste hinzu. Mit einem Deckel abdecken und 10 Minuten köcheln lassen, dabei gelegentlich umrühren. Beiseite legen.

- Öl in einer Pfanne erhitzen. Fügen Sie die restlichen Zwiebeln hinzu und braten Sie sie bei mittlerer Hitze, bis sie braun werden.

- Nelken, Zimt, Kardamom und Pfefferkörner hinzufügen. Eine Minute braten.

- Vom Herd nehmen und direkt über die Hackfleisch-Dhal-Mischung gießen. Eine Minute gründlich umrühren.
- Garnieren Sie das Dhal Kheema mit den Korianderblättern. Heiß servieren.

Schweinecurry

Zutaten

500 g Schweinefleisch, in 2,5 cm große Stücke geschnitten

1 EL Malzessig

6 Curryblätter

2,5 cm Zimt

3 Nelken

500ml/16fl oz Wasser

Salz nach Geschmack

2 große Kartoffeln, gewürfelt

3 EL raffiniertes Pflanzenöl

1 TL Garam Masala

Für die Gewürzmischung:

1 EL Koriandersamen

1 TL Kreuzkümmelsamen

6 schwarze Pfefferkörner

½ TL Kurkuma

4 rote Chilis

2 große Zwiebeln, fein gehackt

2,5 cm Ingwerwurzel, in Scheiben geschnitten

10 Knoblauchzehen, in Scheiben geschnitten

½ TL Tamarindenpaste

Methode

- Alle Zutaten für die Gewürzmischung miteinander vermischen. Mit genügend Wasser mahlen, bis eine glatte Paste entsteht. Beiseite legen.
- Das Schweinefleisch mit Essig, Curryblättern, Zimt, Nelken, Wasser und Salz mischen. Kochen Sie diese Mischung in einem Topf bei mittlerer Hitze 40 Minuten lang.
- Fügen Sie die Kartoffeln hinzu. Gut mischen und 10 Minuten köcheln lassen. Beiseite legen.
- Das Öl in einem Topf erhitzen. Die Gewürzmischungspaste dazugeben und bei mittlerer Hitze 3-4 Minuten braten.
- Fügen Sie die Schweinefleischmischung und das Garam Masala hinzu. Gut mischen. Mit einem Deckel abdecken und 10 Minuten köcheln lassen, dabei gelegentlich umrühren.
- Heiß servieren.

Shikampoore Kebab

(Lamm Kebab)

Für 4

Zutaten

3 große Zwiebeln

8 Knoblauchzehen

2,5 cm Ingwerwurzel

6 trockene rote Chilis

4 EL Ghee plus extra zum Braten

1 TL Kurkuma

1 TL gemahlener Koriander

½ TL gemahlener Kreuzkümmel

10 Mandeln, gemahlen

10 Pistazien, gemahlen

1 TL Garam Masala

Prise gemahlener Zimt

1 EL gemahlene Nelken

1 EL gemahlener grüner Kardamom

2 EL Kokosmilch

Salz nach Geschmack

1 EL Besan*

750g/1lb 10oz Lamm, gehackt

200 g griechischer Joghurt

1 EL Minzblätter, fein gehackt

Methode

- Zwiebeln, Knoblauch, Ingwer und Chilis mischen.
- Mahlen Sie diese Mischung mit genügend Wasser, um eine glatte Paste zu bilden.
- Das Ghee in einem Topf erhitzen. Diese Paste hinzufügen und bei mittlerer Hitze 1-2 Minuten braten.
- Kurkuma, gemahlenen Koriander und gemahlenen Kreuzkümmel hinzufügen. Eine Minute braten.
- Gemahlene Mandeln, gemahlene Pistazien, Garam Masala, gemahlenen Zimt, gemahlene Nelken und Kardamom hinzufügen. 2-3 Minuten weiterbraten.
- Kokosmilch und Salz hinzufügen. Gut mischen. 5 Minuten rühren.
- Besan und Hackfleisch hinzufügen. Gut mischen. 30 Minuten köcheln lassen, dabei gelegentlich umrühren. Vom Herd nehmen und 10 Minuten abkühlen lassen.
- Sobald die Hackfleischmischung abgekühlt ist, teile sie in 8 Kugeln und drücke jede zu einem Schnitzel. Beiseite legen.

- Den Joghurt mit den Minzblättern gut verquirlen. Einen großen Löffel dieser Mischung in die Mitte jedes platt gedrückten Schnitzels geben. Wie ein Beutel verschließen, zu einer Kugel rollen und wieder flach drücken.
- Das Ghee in einer Pfanne erhitzen. Die Schnitzel dazugeben und bei mittlerer Hitze goldbraun frittieren. Heiß servieren.

Spezielles Hammelfleisch

Für 4

Zutaten

5 EL Ghee

4 große Zwiebeln, in Scheiben geschnitten

2 Tomaten, in Scheiben geschnitten

675 g Hammelfleisch, in 3,5 cm große Stücke geschnitten

1 Liter / 1¾ Pints Wasser

Salz nach Geschmack

Für die Gewürzmischung:

10 Knoblauchzehen

3 grüne Chilis

3,5 cm Ingwerwurzel

4 Nelken

2,5 cm Zimt

1 EL Mohn

1 TL Schwarzkümmelsamen

1 TL Kreuzkümmelsamen

2 grüne Kardamomkapseln

2 EL Koriandersamen

7 Pfefferkörner

5 trockene rote Chilis

1 TL Kurkuma

1 EL Chana-Dhal*

25g/wenige 1oz Minzblätter

25g/wenige 1oz Korianderblätter

100 g frische Kokosnuss, gerieben

Methode

- Alle Zutaten der Gewürzmischung miteinander vermischen und mit genügend Wasser zu einer glatten Paste vermahlen. Beiseite legen.

- Das Ghee in einem Topf erhitzen. Fügen Sie die Zwiebeln hinzu und braten Sie sie bei mittlerer Hitze, bis sie braun werden.

- Fügen Sie die Gewürzmischungspaste hinzu. 3-4 Minuten braten, dabei gelegentlich umrühren.

- Tomaten und Hammelfleisch hinzufügen. 8-10 Minuten braten. Wasser und Salz hinzufügen. Gut mischen, mit einem Deckel abdecken und 45 Minuten köcheln lassen, dabei gelegentlich umrühren. Heiß servieren.

Grüne Masala Koteletts

Für 4

Zutaten

750g/1lb 10oz Hammelkoteletts

Salz nach Geschmack

360ml/12fl oz raffiniertes Pflanzenöl

3 große Kartoffeln, in Scheiben geschnitten

5cm Zimt

2 grüne Kardamomkapseln

4 Nelken

3 Tomaten, fein gehackt

¼ TL Kurkuma

120 ml Essig

250ml/8fl oz Wasser

Für die Gewürzmischung:

3 große Zwiebeln

2,5 cm Ingwerwurzel

10-12 Knoblauchzehen

¼ TL Kreuzkümmelsamen

6 grüne Chilis, längs geschlitzt

1 TL Koriandersamen

1 TL Kreuzkümmelsamen

50 g Korianderblätter, fein gehackt

Methode

- Marinieren Sie das Hammelfleisch eine Stunde lang mit dem Salz.
- Alle Zutaten der Gewürzmischung miteinander vermischen. Mit genügend Wasser mahlen, bis eine glatte Paste entsteht. Beiseite legen.
- Die Hälfte des Öls in einer Pfanne erhitzen. Fügen Sie die Kartoffeln hinzu und braten Sie sie bei mittlerer Hitze, bis sie goldbraun sind. Abgießen und beiseite stellen.
- Restliches Öl in einem Topf erhitzen. Zimt, Kardamom und Nelken dazugeben. Lassen Sie sie 20 Sekunden lang stottern.
- Fügen Sie die Gewürzmischungspaste hinzu. Bei mittlerer Hitze 3-4 Minuten braten.
- Tomaten und Kurkuma hinzufügen. 1-2 Minuten weiterbraten.
- Fügen Sie den Essig und das marinierte Hammelfleisch hinzu. 6-7 Minuten braten.
- Fügen Sie das Wasser hinzu und mischen Sie es gut. Mit einem Deckel abdecken und 45 Minuten köcheln lassen, dabei gelegentlich umrühren.
- Die Bratkartoffeln dazugeben. 5 Minuten kochen lassen, dabei ständig rühren. Heiß servieren.

Geschichteter Kebab

Für 4

Zutaten

120ml/4fl oz raffiniertes Pflanzenöl

100 g Semmelbrösel

Für die weiße Schicht:

450 g Ziegenkäse, abgetropft

1 große Kartoffel, gekocht

½ TL Salz

½ TL gemahlener schwarzer Pfeffer

½ TL Chilipulver

Saft einer halben Zitrone

50 g Korianderblätter, gehackt

Für die grüne Schicht:

200 g Spinat

2 EL Mung-Dhal*

1 große Zwiebel, fein gehackt

2,5 cm Ingwerwurzel

4 Nelken

¼ TL Kurkuma

1 TL Garam Masala

Salz nach Geschmack

250ml/8fl oz Wasser

2 EL Besan*

Für die orangefarbene Schicht:

1 Ei, verquirlt

1 große Zwiebel, fein gehackt

1 EL Zitronensaft

¼ TL orangefarbene Lebensmittelfarbe

Für die Fleischschicht:

500 g Fleisch, gehackt

150 g Mung-Dhal*, 1 Stunde eingeweicht

5cm Ingwerwurzel

6 Knoblauchzehen

6 Nelken

1 EL gemahlener Kreuzkümmel

1 EL Chilipulver

10 schwarze Pfefferkörner

600ml/1 Pint Wasser

Methode

- Mischen und kneten Sie die Zutaten der weißen Schicht mit etwas Salz. Beiseite legen.

- Alle Zutaten der grünen Schicht mit Ausnahme des Besan vermischen. In einem Topf bei schwacher Hitze 45 Minuten kochen. Mit dem Besan pürieren und beiseite stellen.

- Alle Zutaten für die Orangenschicht mit etwas Salz vermischen. Beiseite legen.

- Für die Fleischschicht alle Zutaten mit etwas Salz mischen und in einem Topf bei mittlerer Hitze 40 Minuten garen. Abkühlen und pürieren.

- Teilen Sie jede Schichtmischung in 8 Portionen. Zu Kugeln rollen und leicht tupfen, um Schnitzel zu formen. 1 Schnitzel jeder Schicht übereinander legen, so dass Sie acht 4-Schicht-Pastetchen haben. Leicht in längliche Kebabs drücken.

- Öl in einer Pfanne erhitzen. Die Kebabs in den Semmelbröseln wälzen und bei mittlerer Hitze frittieren, bis sie goldbraun sind. Heiß servieren.

Barrah Champ

(gebratene Lammkoteletts)

Für 4

Zutaten

1 TL Ingwerpaste

1 TL Knoblauchpaste

3 EL Malzessig

675 g Lammkoteletts

400 g griechischer Joghurt

1 TL Kurkuma

4 grüne Chilis, fein gehackt

½ TL Chilipulver

1 TL gemahlener Koriander

1 TL gemahlener Kreuzkümmel

1 TL gemahlener Zimt

¾ TL gemahlene Nelken

Salz nach Geschmack

1 EL Chaat-Masala*

Methode

- Ingwerpaste und Knoblauchpaste mit dem Essig mischen. Marinieren Sie das Lamm mit dieser Mischung 2 Stunden lang.

- Alle restlichen Zutaten bis auf den Chaat Masala vermischen. Mit dieser Mischung die Lammkoteletts 4 Stunden marinieren.

- Die Koteletts aufspießen und in einem Ofen bei 200°C (400°F, Gas Stufe 6) 40 Minuten braten.

- Mit Chaat Masala garnieren und heiß servieren.

Lammgurke

Zutaten

10 rote trockene Chilis

10 Knoblauchzehen

3,5 cm Ingwerwurzel

Salz nach Geschmack

750ml/1¼ Pints Wasser

2 EL Joghurt

675 g Lammfleisch, in 2,5 cm große Stücke geschnitten

250 ml raffiniertes Pflanzenöl

1½ TL Kurkuma

1 EL Koriandersamen

10 schwarze Pfefferkörner

3 schwarze Kardamomkapseln

4 Nelken

3 Lorbeerblätter

1 TL geriebene Muskatblüte

¼ TL geriebene Muskatnuss

1 TL Kreuzkümmelsamen

½ TL Senfkörner

100 g getrocknete Kokosnuss

½ TL Asafoetida

Saft von 1 Zitrone

Methode

- Mischen Sie die roten Chilis, Knoblauch, Ingwer und Salz zusammen. Mit genügend Wasser mahlen, bis eine glatte Paste entsteht.
- Mischen Sie diese Paste mit dem Joghurt. Mit dieser Mischung das Fleisch 1 Stunde marinieren.
- Die Hälfte des Öls in einem Topf erhitzen. Kurkuma, Koriandersamen, Pfefferkörner, Kardamom, Nelken, Lorbeerblätter, Muskatblüte, Muskat, Kreuzkümmel, Senfkörner und Kokosnuss hinzufügen. Bei mittlerer Hitze 2-3 Minuten braten.
- Mahlen Sie die Mischung mit genügend Wasser, um eine dicke Paste zu bilden.
- Das restliche Öl in einen Topf geben. Fügen Sie die Asafoetida hinzu. Lassen Sie es 10 Sekunden lang stottern.

- Fügen Sie die gemahlene Kurkuma-Koriandersamen-Paste hinzu. Bei mittlerer Hitze 3-4 Minuten braten.
- Fügen Sie das marinierte Lamm und das restliche Wasser hinzu. Gut mischen. Mit einem Deckel abdecken und 45 Minuten köcheln lassen. Zum Abkühlen beiseite stellen.

- Zitronensaft dazugeben und gründlich vermischen. Lagern Sie die Lammgurke in einem luftdichten Behälter.

Goan Lamm Curry

Für 4

Zutaten

240ml/6fl oz raffiniertes Pflanzenöl

4 große Zwiebeln, fein gehackt

1 TL Kurkuma

4 Tomaten, püriert

675 g Lammfleisch, in 2,5 cm große Stücke geschnitten

4 große Kartoffeln, gewürfelt

600ml/1 Pint Kokosmilch

120ml/4fl oz Wasser

Salz nach Geschmack

Für die Gewürzmischung:

4 grüne Kardamomkapseln

5cm Zimt

6 schwarze Pfefferkörner

1 TL Kreuzkümmelsamen

2 Nelken

6 rote Chilis

1 Stern Anis

50 g Korianderblätter, fein gehackt

3 grüne Chilis

1 TL Ingwerpaste

1 TL Knoblauchpaste

Methode

- Für die Zubereitung der Gewürzmischung Kardamom, Zimt, Pfefferkörner, Kreuzkümmel, Nelken, rote Chilis und Sternanis 3-4 Minuten trocken rösten.
- Diese Mischung mit den restlichen Zutaten der Gewürzmischung und genügend Wasser zu einer glatten Paste zermahlen. Beiseite legen.
- Das Öl in einem Topf erhitzen. Fügen Sie die Zwiebeln hinzu und braten Sie sie bei mittlerer Hitze, bis sie glasig werden.
- Kurkuma und Tomatenmark dazugeben. 2 Minuten braten.
- Fügen Sie die Gewürzmischungspaste hinzu. 4-5 Minuten weiterbraten.
- Lamm und Kartoffeln dazugeben. 5-6 Minuten braten.
- Kokosmilch, Wasser und Salz hinzufügen. Gut mischen. Mit einem Deckel abdecken und die Mischung bei schwacher Hitze 45 Minuten kochen lassen, dabei gelegentlich umrühren. Heiß servieren.

Bagara-Fleisch

(Fleisch in reicher indischer Soße gekocht)

Für 4

Zutaten

120ml/4fl oz raffiniertes Pflanzenöl

3 rote Chilis

1 TL Kreuzkümmelsamen

10 Curryblätter

2 große Zwiebeln

½ TL Kurkuma

1 TL Chilipulver

1 TL gemahlener Koriander

1 TL Tamarindenpaste

1 TL Garam Masala

500 g Hammelfleisch, gewürfelt

Salz nach Geschmack

500ml/16fl oz Wasser

Für die Gewürzmischung:

2 EL Sesamkörner

2 EL frische Kokosnuss, gerieben

2 EL Erdnüsse

2,5 cm Ingwerwurzel

8 Knoblauchzehen

Methode

- Die Zutaten für die Gewürzmischung miteinander vermischen. Mahlen Sie diese Mischung mit genügend Wasser, um eine glatte Paste zu bilden. Beiseite legen.
- Das Öl in einem Topf erhitzen. Fügen Sie die roten Chilis, Kreuzkümmel und Curryblätter hinzu. Lassen Sie sie 15 Sekunden lang stottern.
- Fügen Sie die Zwiebeln und die Gewürzmischungspaste hinzu. Bei mittlerer Hitze 4-5 Minuten braten.
- Fügen Sie die restlichen Zutaten hinzu, außer dem Wasser. 5-6 Minuten braten.
- Fügen Sie das Wasser hinzu. Gut mischen. Mit einem Deckel abdecken und 45 Minuten köcheln lassen. Heiß servieren.

Leber in Kokosmilch

Für 4

Zutaten

750 g Leber, in 2,5 cm große Stücke geschnitten

½ TL Kurkuma

Salz nach Geschmack

500ml/16fl oz Wasser

5 EL raffiniertes Pflanzenöl

3 große Zwiebeln, fein gehackt

1 EL Ingwer, fein gehackt

1 EL Knoblauchzehen, fein gehackt

6 grüne Chilis, längs geschlitzt

3 große Kartoffeln, in 2,5 cm große Stücke geschnitten

1 EL Malzessig

500 ml Kokosmilch

Für die Gewürzmischung:

3 trockene rote Chilis

2,5 cm Zimt

4 grüne Kardamomkapseln

1 TL Kreuzkümmelsamen

8 schwarze Pfefferkörner

Methode

- Die Leber mit Kurkuma, Salz und Wasser mischen. In einem Topf bei mittlerer Hitze 40 Minuten kochen. Beiseite legen.

- Alle Zutaten der Gewürzmischung miteinander vermischen und mit genügend Wasser zu einer glatten Paste vermahlen. Beiseite legen.

- Das Öl in einem Topf erhitzen. Fügen Sie die Zwiebeln hinzu und braten Sie sie bei mittlerer Hitze, bis sie glasig werden.

- Ingwer, Knoblauch und grüne Chilis hinzufügen. 2 Minuten braten.

- Fügen Sie die Gewürzmischungspaste hinzu. 1-2 Minuten weiterbraten.

- Lebermischung, Kartoffeln, Essig und Kokosmilch hinzufügen. 2 Minuten gründlich umrühren. Mit einem Deckel abdecken und 15 Minuten köcheln lassen, dabei gelegentlich umrühren. Heiß servieren.

Lammmasala mit Joghurt

Für 4

Zutaten

200g Joghurt

Salz nach Geschmack

675 g Lammfleisch, in 2,5 cm große Stücke geschnitten

4 EL raffiniertes Pflanzenöl

3 große Zwiebeln, fein gehackt

3 Karotten, gewürfelt

3 Tomaten, fein gehackt

120ml/4fl oz Wasser

Für die Gewürzmischung:

25g Korianderblätter, fein gehackt

¼ TL Kurkuma

2,5 cm Ingwerwurzel

2 grüne Chilis

8 Knoblauchzehen

4 Kardamomkapseln

4 Nelken

5cm Zimt

3 Curryblätter

¾ TL Kurkuma

2 TL gemahlener Koriander

1 TL Chilipulver

½ TL Tamarindenpaste

Methode

- Alle Zutaten der Gewürzmischung miteinander vermischen. Mit genügend Wasser mahlen, bis eine glatte Paste entsteht.
- Die Paste gründlich mit Joghurt und Salz vermischen. Marinieren Sie das Lamm mit dieser Mischung für 1 Stunde.
- Das Öl in einem Topf erhitzen. Fügen Sie die Zwiebeln hinzu und braten Sie sie bei mittlerer Hitze, bis sie glasig werden.
- Möhren und Tomaten dazugeben und 3-4 Minuten braten.
- Fügen Sie das marinierte Lamm und das Wasser hinzu. Gut mischen. Mit einem Deckel abdecken und 45 Minuten köcheln lassen, dabei gelegentlich umrühren. Heiß servieren.

Korma in Khada Masala

(Würziges Lamm in dicker Soße)

Für 4

Zutaten

75 g Ghee

3 schwarze Kardamomkapseln

6 Nelken

2 Lorbeerblätter

½ TL Kreuzkümmelsamen

2 große Zwiebeln, in Scheiben geschnitten

3 trockene rote Chilis

2,5 cm Ingwerwurzel, fein gehackt

20 Knoblauchzehen

5 grüne Chilis, längs geschlitzt

675 g Hammelfleisch, gewürfelt

½ TL Chilipulver

2 TL gemahlener Koriander

6-8 Schalotten, geschält

200 g Erbsen aus der Dose

750 ml/1¼fl oz Wasser

Prise Safran, in 2 EL warmem Wasser aufgelöst

Salz nach Geschmack

1 TL Zitronensaft

200g Joghurt

1 EL Korianderblätter, fein gehackt

4 hartgekochte Eier, halbiert

Methode

- Das Ghee in einem Topf erhitzen. Kardamom, Nelken, Lorbeerblätter und Kreuzkümmel zugeben. Lassen Sie sie 30 Sekunden lang stottern.
- Fügen Sie die Zwiebeln hinzu und braten Sie sie bei mittlerer Hitze, bis sie braun werden.
- Fügen Sie die trockenen roten Chilis, Ingwer, Knoblauch und grüne Chilis hinzu. Eine Minute braten.
- Das Hammelfleisch hinzufügen. 5-6 Minuten braten.
- Chilipulver, gemahlenen Koriander, Schalotten und Erbsen hinzufügen. 3-4 Minuten weiterbraten.
- Wasser, Safranmischung, Salz und Zitronensaft hinzufügen. 2-3 Minuten gründlich umrühren. Mit einem Deckel abdecken und 20 Minuten köcheln lassen.
- Die Pfanne aufdecken und den Joghurt hinzufügen. Gut mischen. Wieder abdecken und weitere 20-25 Minuten köcheln lassen, dabei gelegentlich umrühren.
- Mit Korianderblättern und Eiern garnieren. Heiß servieren.

Lamm-Nieren-Curry

Für 4

Zutaten

5 EL raffiniertes Pflanzenöl plus extra zum Frittieren

4 große Kartoffeln, in lange Streifen geschnitten

3 große Zwiebeln, fein gehackt

3 große Tomaten, fein gehackt

¼ TL Kurkuma

1 TL Chilipulver

2 TL gemahlener Koriander

1 TL gemahlener Kreuzkümmel

25 Cashewnüsse, grob gemahlen

4 Nieren, gewürfelt

500 g Lammfleisch, in 5 cm große Stücke geschnitten

Saft von 1 Zitrone

1 TL gemahlener schwarzer Pfeffer

Salz nach Geschmack

500ml/16fl oz Wasser

4 hartgekochte Eier, geviertelt

10 g Korianderblätter, fein gehackt

Für die Gewürzmischung:

1½ TL Ingwerpaste

1½ TL Knoblauchpaste

4-5 grüne Chilis

4 Kardamomkapseln

6 Nelken

1 TL Schwarzkümmel

1½ EL Malzessig

Methode

- Alle Zutaten für die Gewürzmischung miteinander vermischen und mit genügend Wasser zu einer glatten Paste vermahlen. Beiseite legen.
- Öl zum Frittieren in einer Pfanne erhitzen. Die Kartoffeln dazugeben und bei mittlerer Hitze 3-4 Minuten frittieren. Abgießen und beiseite stellen.
- 5 EL Öl in einem Topf erhitzen. Fügen Sie die Zwiebeln hinzu und braten Sie sie bei mittlerer Hitze, bis sie glasig werden.
- Fügen Sie die Gewürzmischungspaste hinzu. 2-3 Minuten braten, dabei häufig umrühren.
- Tomaten, Kurkuma, Chilipulver, gemahlenen Koriander und gemahlenen Kreuzkümmel hinzufügen. 2-3 Minuten weiterbraten.

- Cashewnüsse, Nieren und das Lamm zugeben. 6-7 Minuten braten.
- Zitronensaft, Pfeffer, Salz und Wasser hinzufügen. Gut mischen. Mit einem Deckel abdecken und 45 Minuten köcheln lassen, dabei gelegentlich umrühren.
- Mit Eiern und Korianderblättern garnieren. Heiß servieren.

Gosht Gulfaam

(Hammel mit Ziegenkäse)

Für 4

Zutaten

675 g Hammelfleisch ohne Knochen

300 g Ziegenkäse, abgetropft

200g Khoya_*_

150 g gemischte Trockenfrüchte, fein gehackt

6 grüne Chilis, fein gehackt

25 g/wenige 1 oz Korianderblätter, fein gehackt

2 hartgekochte Eier

Für die Soße:

¾ EL raffiniertes Pflanzenöl

3 große Zwiebeln, fein gehackt

5 cm Ingwerwurzel, fein gehackt

10 Knoblauchzehen, fein gehackt

3 Tomaten, fein gehackt

1 TL Chilipulver

120ml/4fl oz Lammfond

Salz nach Geschmack

Methode

- Das Hammelfleisch flach klopfen, bis es einem Steak ähnelt.

- Ziegenkäse, Khoya, Trockenfrüchte, grüne Chilis und Korianderblätter vermischen. Diese Mischung zu einem weichen Teig kneten.

- Den Teig auf dem plattgedrückten Hammelfleisch verteilen und die Eier in die Mitte legen.

- Das Hammelfleisch fest rollen, damit der Teig und die Eier drin bleiben. In Folie einwickeln und im Ofen bei 180 ° C (350 ° F, Gas Stufe 4) 1 Stunde backen. Beiseite legen.

- Zur Zubereitung der Sauce das Öl in einem Topf erhitzen. Fügen Sie die Zwiebeln hinzu und braten Sie sie bei mittlerer Hitze, bis sie glasig werden.

- Ingwer und Knoblauch dazugeben. Eine Minute braten.

- Tomaten und Chilipulver dazugeben. 2 Minuten weiterbraten, dabei häufig umrühren.

- Brühe und Salz hinzufügen. Gut mischen. 10 Minuten köcheln lassen, dabei gelegentlich umrühren. Beiseite legen.

- Die gebackene Fleischrolle in Scheiben schneiden und die Scheiben in einer Servierschale anrichten. Die Sauce darüber gießen und heiß servieren.

Lamm Do Pyaaza

(Lamm mit Zwiebeln)

Für 4

Zutaten

120ml/4fl oz raffiniertes Pflanzenöl

1 TL Kurkuma

3 Lorbeerblätter

4 Nelken

5cm Zimt

6 trockene rote Chilis

4 grüne Kardamomkapseln

6 große Zwiebeln, 2 gehackt, 4 in Scheiben geschnitten

3 EL Ingwerpaste

3 EL Knoblauchpaste

2 Tomaten, fein gehackt

8 Schalotten, halbiert

2 TL Garam Masala

2 TL gemahlener Koriander

4 TL gemahlener Kreuzkümmel

1½ TL geriebene Muskatblüte

½ geriebene Muskatnuss

2 TL gemahlener schwarzer Pfeffer

Salz nach Geschmack

675 g Lamm, gewürfelt

250ml/8fl oz Wasser

10 g Korianderblätter, fein gehackt

2,5 cm Ingwerwurzel, Julienned

Methode

- Das Öl in einem Topf erhitzen. Kurkuma, Lorbeerblätter, Nelken, Zimt, rote Chilis und Kardamom hinzufügen. Lassen Sie sie 30 Sekunden lang stottern.
- Fügen Sie die gehackten Zwiebeln hinzu. Frittieren Sie sie bei mittlerer Hitze, bis sie glasig werden.
- Fügen Sie die Ingwerpaste und die Knoblauchpaste hinzu. Eine Minute braten.
- Tomaten, Schalotten, Garam Masala, gemahlenen Koriander, gemahlenen Kreuzkümmel, Muskatblüte, Muskat, Pfeffer und Salz hinzufügen. 2-3 Minuten weiterbraten.
- Fügen Sie das Lamm und die geschnittenen Zwiebeln hinzu. Gut mischen und 6-7 Minuten braten.
- Fügen Sie das Wasser hinzu und rühren Sie eine Minute lang. Mit einem Deckel abdecken und 30 Minuten köcheln lassen, dabei gelegentlich umrühren.

- Mit den Korianderblättern und dem Ingwer garnieren. Heiß servieren.

Fischkebab

Für 4

Zutaten

1kg Schwertfisch, enthäutet und filetiert

4 EL raffiniertes Pflanzenöl plus extra zum Braten

75 g Chana-Dhal*, 30 Minuten in 250 ml Wasser eingeweicht

3 Nelken

½ TL Kreuzkümmelsamen

2,5 cm Ingwerwurzel, gerieben

10 Knoblauchzehen

2,5 cm Zimt

2 schwarze Kardamomkapseln

8 schwarze Pfefferkörner

4 trockene rote Chilis

¾ TL Kurkuma

1 EL griechischer Joghurt

1 TL Schwarzkümmelsamen

Für die Füllung:

2 trockene Feigen, fein gehackt

4 trockene Aprikosen, fein gehackt

Saft von 1 Zitrone

10 g Minzblätter, fein gehackt

10 g Korianderblätter, fein gehackt

Salz nach Geschmack

Methode

- Den Fisch in einem Dampfgarer bei mittlerer Hitze 10 Minuten dämpfen. Beiseite legen.

- 2 EL Öl in einer Pfanne erhitzen. Das Dhal abtropfen lassen und bei mittlerer Hitze braten, bis es goldbraun wird.

- Mischen Sie das Dhal mit Nelken, Kreuzkümmel, Ingwer, Knoblauch, Zimt, Kardamom, Pfefferkörner, rote Chilis, Kurkuma, Joghurt und Schwarzkümmel. Mahlen Sie diese Mischung mit genügend Wasser, um eine glatte Paste zu bilden. Beiseite legen.

- 2 EL Öl in einem Topf erhitzen. Diese Paste hinzufügen und bei mittlerer Hitze 4-5 Minuten braten.

- Fügen Sie den gedämpften Fisch hinzu. Gründlich mischen und 2 Minuten rühren.

- Die Masse in 8 Portionen teilen und zu Frikadellen formen. Beiseite legen.

- Alle Zutaten für die Füllung miteinander vermischen. In 8 Portionen teilen.

- Die Pattys flach drücken und vorsichtig eine Portion der Füllung auf jedes Patty geben. Wie ein Beutel verschließen und wieder zu einer Kugel rollen. Die Kugeln flach klopfen.

- Öl zum Braten in einer Pfanne erhitzen. Die Patties dazugeben und bei mittlerer Hitze flach braten, bis sie goldbraun sind. Umdrehen und wiederholen.

- Auf saugfähigem Papier abtropfen lassen und heiß servieren.

Fischkoteletts

Für 4

Zutaten

500 g Seeteufelschwanz, enthäutet und filetiert

500ml/16fl oz Wasser

Salz nach Geschmack

1 EL raffiniertes Pflanzenöl plus extra zum Frittieren

1 EL Ingwerpaste

1 EL Knoblauchpaste

1 große Zwiebel, fein gerieben

4 grüne Chilis, gerieben

½ TL Kurkuma

1 TL Garam Masala

1 TL gemahlener Kreuzkümmel

1 TL Chilipulver

1 Tomate, blanchiert und in Scheiben geschnitten

25g Korianderblätter, fein gehackt

2 EL Minzblätter, fein gehackt

400 g gekochte Erbsen

2 Brotscheiben, in Wasser eingeweicht und abgetropft

50 g Semmelbrösel

Methode

- Den Fisch mit dem Wasser in einen Topf geben. Fügen Sie das Salz hinzu und kochen Sie es 20 Minuten bei mittlerer Hitze. Abgießen und beiseite stellen.

- Für die Füllung 1 EL Öl in einem Topf erhitzen. Ingwerpaste, Knoblauchpaste und Zwiebel hinzufügen. Bei mittlerer Hitze 2-3 Minuten anbraten.

- Fügen Sie die grünen Chilis, Kurkuma, Garam Masala, gemahlenen Kreuzkümmel und Chilipulver hinzu. Eine Minute braten.

- Fügen Sie die Tomate hinzu. 3-4 Minuten braten.

- Korianderblätter, Minzeblätter, Erbsen und Brotscheiben dazugeben. Gut mischen. Bei schwacher Hitze 7-8 Minuten kochen lassen, dabei gelegentlich umrühren. Vom Herd nehmen und die Mischung gut durchkneten. In 8 gleich große Portionen teilen und beiseite stellen.

- Den gekochten Fisch zerdrücken und in 8 Portionen teilen.

- Jede Fischportion wie eine Tasse formen und mit einer Portion der Füllmasse füllen. Wie ein Beutel verschließen, zu einer Kugel rollen und wie ein

Schnitzel formen. Wiederholen Sie dies für die restlichen Fischportionen und die Füllmasse.

- Öl zum Frittieren in einer Pfanne erhitzen. Die Schnitzel in den Semmelbröseln wälzen und bei mittlerer Hitze frittieren, bis sie goldbraun sind. Heiß servieren.

Fisch Sookha

(Trockenfisch in Gewürzen)

Für 4

Zutaten

1cm Ingwerwurzel

10 Knoblauchzehen

1 EL Korianderblätter, fein gehackt

3 grüne Chilis

1 TL Kurkuma

3 TL Chilipulver

Salz nach Geschmack

1kg Schwertfisch, enthäutet und filetiert

50 g getrocknete Kokosnuss

6-7 kokum*, 1 Stunde in 120 ml Wasser eingeweicht

4 EL raffiniertes Pflanzenöl

60ml/2fl oz Wasser

Methode

- Ingwer, Knoblauch, Korianderblätter, grüne Chilis, Kurkuma, Chilipulver und Salz vermischen. Mahlen Sie diese Mischung zu einer glatten Paste.

- Den Fisch 1 Stunde mit der Paste marinieren.

- Einen Topf erhitzen. Fügen Sie die Kokosnuss hinzu. Bei mittlerer Hitze eine Minute trocken rösten.

- Entsorgen Sie die Kokum-Beeren und fügen Sie das Kokum-Wasser hinzu. Gut mischen. Vom Herd nehmen und diese Mischung zum marinierten Fisch geben.

- Das Öl in einem Topf erhitzen. Die Fischmischung dazugeben und bei mittlerer Hitze 4-5 Minuten garen.

- Fügen Sie das Wasser hinzu. Gut mischen. Mit einem Deckel abdecken und 20 Minuten köcheln lassen, dabei gelegentlich umrühren.

- Heiß servieren.

Mahya Kalia

(Fisch mit Kokos, Sesam und Erdnüssen)

Für 4

Zutaten

100 g frische Kokosnuss, gerieben

1 TL Sesamsamen

1 EL Erdnüsse

1 EL Tamarindenpaste

1 TL Kurkuma

1 TL gemahlener Koriander

Salz nach Geschmack

250ml/8fl oz Wasser

500 g Schwertfischfilets

1 EL Korianderblätter, gehackt

Methode

- Kokos, Sesam und Erdnüsse zusammen trocken rösten. Mit Tamarindenpaste, Kurkuma, gemahlenem Koriander und Salz mischen. Mit genügend Wasser mahlen, bis eine glatte Paste entsteht.

- Kochen Sie diese Mischung mit dem restlichen Wasser in einem Topf bei mittlerer Hitze 10 Minuten lang unter häufigem Rühren. Die Fischfilets dazugeben und 10-12 Minuten köcheln lassen. Mit den Korianderblättern garnieren und heiß servieren.

Garnelen Curry Rosachi

(Garnelen gekocht mit Kokosnuss)

Für 4

Zutaten

200 g frische Kokosnuss, gerieben

5 rote Chilis

1½ TL Koriandersamen

1½ TL Mohn

1 TL Kreuzkümmelsamen

½ TL Kurkuma

6 Knoblauchzehen

120ml/4fl oz raffiniertes Pflanzenöl

2 große Zwiebeln, fein gehackt

2 Tomaten, fein gehackt

250 g Garnelen, geschält und entadert

Salz nach Geschmack

Methode

- Kokosnuss, rote Chilis, Koriander, Mohn, Kreuzkümmel, Kurkuma und Knoblauch mit genügend Wasser zu einer glatten Paste zermahlen. Beiseite legen.

- Das Öl in einem Topf erhitzen. Die Zwiebeln bei schwacher Hitze braun braten.

- Fügen Sie die gemahlene kokos-rote Chilipaste, Tomaten, Garnelen und Salz hinzu. Gut mischen. 15 Minuten kochen lassen, dabei gelegentlich umrühren. Heiß servieren.

Mit Datteln & Mandeln gefüllter Fisch

Für 4

Zutaten

4 Forellen à 250g/9oz, vertikal geschlitzt

½ TL Chilipulver

1 TL Ingwerpaste

250 g frische kernlose Datteln, blanchiert und fein gehackt

75 g Mandeln, blanchiert und fein gehackt

2-3 EL gedämpfter Reis (siehe Hier)

1 TL Zucker

¼ TL gemahlener Zimt

½ TL gemahlener schwarzer Pfeffer

Salz nach Geschmack

1 große Zwiebel, fein geschnitten

Methode

- Den Fisch mit Chilipulver und Ingwerpaste 1 Stunde marinieren.

- Datteln, Mandeln, Reis, Zucker, Zimt, Pfeffer und Salz vermischen. Zu einem weichen Teig kneten. Beiseite legen.

- Den Dattel-Mandel-Teig in die Schlitze des marinierten Fisches füllen. Legen Sie den gefüllten Fisch auf ein Stück Alufolie und streuen Sie die Zwiebel darüber.

- Wickeln Sie den Fisch und die Zwiebel in die Folie und versiegeln Sie die Ränder fest.

- Im Ofen bei 200°C (400°F, Gas Stufe 6) 15-20 Minuten backen. Die Folie auswickeln und den Fisch weitere 5 Minuten backen. Heiß servieren.

Tandoori-Fisch

Zutaten

1 TL Ingwerpaste

1 TL Knoblauchpaste

½ TL Garam Masala

1 TL Chilipulver

1 EL Zitronensaft

Salz nach Geschmack

500 g Seeteufelschwanzfilets

1 EL Chaat-Masala*

Methode

- Ingwerpaste, Knoblauchpaste, Garam Masala, Chilipulver, Zitronensaft und Salz vermischen.

- Machen Sie Einschnitte am Fisch. 2 Stunden mit der Ingwer-Knoblauch-Mischung marinieren.

- Den Fisch 15 Minuten grillen. Mit Chaat Masala bestreuen. Heiß servieren.

Fisch mit Gemüse

Für 4

Zutaten

750 g Lachsfilets, ohne Haut

½ TL Kurkuma

Salz nach Geschmack

2 EL Senföl

¼ TL Senfkörner

¼ TL Fenchelsamen

¼ TL Zwiebelsamen

¼ TL Bockshornkleesamen

¼ TL Kreuzkümmelsamen

2 Lorbeerblätter

2 trockene rote Chilis, halbiert

1 große Zwiebel, fein geschnitten

2 große grüne Chilis, längs geschlitzt

½ TL Zucker

125 g Erbsen aus der Dose

1 große Kartoffel, in Streifen geschnitten

2-3 kleine Auberginen, Julienned

250ml/8fl oz Wasser

Methode

- Den Fisch mit Kurkuma und Salz 30 Minuten marinieren.

- Das Öl in einem Topf erhitzen. Den marinierten Fisch dazugeben und bei mittlerer Hitze 4-5 Minuten braten, dabei gelegentlich wenden. Abgießen und beiseite stellen.

- Fügen Sie dem gleichen Öl Senf, Fenchel, Zwiebel, Bockshornklee und Kreuzkümmel hinzu. Lassen Sie sie 15 Sekunden lang stottern.

- Lorbeerblätter und rote Chilis hinzufügen. 30 Sekunden braten.

- Fügen Sie die Zwiebel und die grünen Chilis hinzu. Bei mittlerer Hitze braten, bis die Zwiebel braun wird.

- Zucker, Erbsen, Kartoffeln und Auberginen hinzufügen. Gut mischen. Die Mischung 7-8 Minuten unter Rühren braten.

- Fügen Sie den gebratenen Fisch und das Wasser hinzu. Gut mischen. Mit einem Deckel abdecken und 12-15 Minuten köcheln lassen, dabei gelegentlich umrühren.

- Heiß servieren.

Tandoor Gulnar

(Forelle im Tandoor gekocht)

Für 4

Zutaten

4 Forellen, je 250g/9oz

Butter zum Begießen

Für die erste Marinade:

120ml/4fl oz Malzessig

2 EL Zitronensaft

2 TL Knoblauchpaste

½ TL Chilipulver

Salz nach Geschmack

Für die zweite Marinade:

400 g Joghurt

1 Ei

1 TL Knoblauchpaste

2 TL Ingwerpaste

120ml/4fl oz frische Einzelcreme

180 g Besan*

Garnelen in Green Masala

Für 4

Zutaten

1cm Ingwerwurzel

8 Knoblauchzehen

3 grüne Chilis, längs geschlitzt

50 g Korianderblätter, gehackt

1½ EL raffiniertes Pflanzenöl

2 große Zwiebeln, fein gehackt

2 Tomaten, fein gehackt

500 g große Garnelen, geschält und entadert

1 TL Tamarindenpaste

Salz nach Geschmack

½ TL Kurkuma

Methode

- Ingwer, Knoblauch, Chilis und Korianderblätter zusammen mahlen. Beiseite legen.
- Das Öl in einem Topf erhitzen. Die Zwiebeln bei schwacher Hitze braun braten.
- Fügen Sie die Ingwer-Knoblauch-Paste und die Tomaten hinzu. 4-5 Minuten braten.
- Garnelen, Tamarindenpaste, Salz und Kurkuma hinzufügen. Gut mischen. 15 Minuten kochen lassen, dabei gelegentlich umrühren. Heiß servieren.

Fischkotelett

Zutaten

2 Eier

1 EL weißes Mehl

Salz nach Geschmack

400 g John Dory, enthäutet und filetiert

500ml/16fl oz Wasser

2 große Kartoffeln, gekocht und püriert

1½ TL Garam Masala

1 große Zwiebel, gerieben

1 TL Ingwerpaste

Raffiniertes Pflanzenöl zum Frittieren

200 g Semmelbrösel

Methode

- Die Eier mit Mehl und Salz verquirlen. Beiseite legen.
- Den Fisch in Salzwasser in einem Topf bei mittlerer Hitze 15-20 Minuten garen. Abgießen und mit den Kartoffeln, Garam Masala, Zwiebeln, Ingwerpaste und Salz zu einem weichen Teig verkneten.
- In 16 Portionen teilen, zu Kugeln rollen und zu Koteletts flach drücken.
- Das Öl in einer Pfanne erhitzen. Die Schnitzel in das verquirlte Ei tauchen, in den Semmelbröseln wälzen und bei geringer Hitze goldbraun frittieren. Heiß servieren.

Parsi Fisch Sas

(Fisch gekocht in weißer Soße)

Für 4

Zutaten

1 EL Reismehl

1 EL Zucker

60ml/2fl oz Malzessig

2 EL raffiniertes Pflanzenöl

2 große Zwiebeln, fein geschnitten

½ TL Ingwerpaste

½ TL Knoblauchpaste

1 TL gemahlener Kreuzkümmel

Salz nach Geschmack

250ml/8fl oz Wasser

8 Filets Zitronenzunge

2 Eier, verquirlt

Methode

- Das Reismehl mit Zucker und Essig zu einer Paste vermahlen. Beiseite legen.

- Das Öl in einem Topf erhitzen. Die Zwiebeln bei schwacher Hitze braun braten.

- Ingwerpaste, Knoblauchpaste, gemahlenen Kreuzkümmel, Salz, Wasser und Fisch hinzufügen. Bei schwacher Hitze 25 Minuten kochen lassen, dabei gelegentlich umrühren.

- Fügen Sie die Mehlmischung hinzu und kochen Sie für eine Minute.

- Fügen Sie die Eier vorsichtig hinzu. Rühren Sie eine Minute lang. Garnieren und heiß servieren.

Peshawari Machhi

Zutaten

3 EL raffiniertes Pflanzenöl

1 kg Lachs, in Steaks geschnitten

2,5 cm Ingwerwurzel, gerieben

8 Knoblauchzehen, zerdrückt

2 große Zwiebeln, gemahlen

3 Tomaten, blanchiert und gehackt

1 TL Garam Masala

400 g Joghurt

¾ TL Kurkuma

1 TL Amchor*

Salz nach Geschmack

Methode

- Erhitze das Öl. Den Fisch bei schwacher Hitze goldbraun braten. Abgießen und beiseite stellen.
- Fügen Sie dem gleichen Öl Ingwer, Knoblauch und Zwiebeln hinzu. Bei schwacher Hitze 6 Minuten braten. Fügen Sie den gebratenen Fisch und alle restlichen Zutaten hinzu. Gut mischen.

- 20 Minuten köcheln lassen und heiß servieren.

Krabbencurry

Zutaten

4 mittelgroße Krabben, gereinigt (siehe Kochtechniken)

Salz nach Geschmack

1 TL Kurkuma

½ Kokos, gerieben

6 Knoblauchzehen

4-5 rote Chilis

1 EL Koriandersamen

1 EL Kreuzkümmelsamen

1 TL Tamarindenpaste

3-4 grüne Chilis, längs aufgeschnitten

1 EL raffiniertes Pflanzenöl

1 große Zwiebel, fein gehackt

Methode

- Die Krabben mit Salz und Kurkuma 30 Minuten marinieren.
- Alle restlichen Zutaten außer dem Öl und der Zwiebel mit genügend Wasser zu einer glatten Paste zermahlen.
- Das Öl in einem Topf erhitzen. Die gemahlene Paste und die Zwiebel bei schwacher Hitze anbraten, bis die Zwiebeln braun sind. Fügen Sie etwas Wasser hinzu. 7-8 Minuten köcheln lassen, dabei gelegentlich umrühren. Die marinierten Krabben hinzufügen. Gut mischen und 5 Minuten köcheln lassen. Heiß servieren.

Senffisch

Zutaten

8 EL Senföl

4 Forellen, je 250g/9oz

2 TL gemahlener Kreuzkümmel

2 TL gemahlener Senf

1 TL gemahlener Koriander

½ TL Kurkuma

120ml/4fl oz Wasser

Salz nach Geschmack

Methode

- Das Öl in einem Topf erhitzen. Den Fisch hinzugeben und bei mittlerer Hitze 1-2 Minuten braten. Drehen Sie den Fisch um und wiederholen Sie den Vorgang. Abgießen und beiseite stellen.
- Fügen Sie dem gleichen Öl den gemahlenen Kreuzkümmel, Senf und Koriander hinzu. Lassen Sie sie 15 Sekunden lang stottern.
- Kurkuma, Wasser, Salz und den gebratenen Fisch hinzufügen. Gut mischen und 10-12 Minuten köcheln lassen. Heiß servieren.

Meen Vattichathu

(Roter Fisch mit Gewürzen gekocht)

Für 4

Zutaten

600 g Schwertfisch, enthäutet und filetiert

½ TL Kurkuma

Salz nach Geschmack

3 EL raffiniertes Pflanzenöl

½ TL Senfkörner

½ TL Bockshornkleesamen

8 Curryblätter

2 große Zwiebeln, fein geschnitten

8 Knoblauchzehen, fein gehackt

5 cm Ingwer, fein geschnitten

6 kokum*

Methode

- Den Fisch mit Kurkuma und Salz 2 Stunden marinieren.
- Das Öl in einem Topf erhitzen. Senf- und Bockshornkleesamen dazugeben. Lassen Sie sie 15 Sekunden lang stottern. Alle restlichen Zutaten und den marinierten Fisch hinzufügen. Bei schwacher Hitze 15 Minuten braten. Heiß servieren.

Doi Maach

(Fisch in Joghurt gekocht)

Für 4

Zutaten

4 Forellen, gehäutet und filetiert

2 EL raffiniertes Pflanzenöl

2 Lorbeerblätter

1 große Zwiebel, fein gehackt

2 TL Zucker

Salz nach Geschmack

200g Joghurt

Für die Marinade:

3 Nelken

5cm/2in Stück Zimt

3 grüne Kardamomkapseln

5cm Ingwerwurzel

1 große Zwiebel, fein geschnitten

1 TL Kurkuma

Salz nach Geschmack

Methode

- Alle Zutaten für die Marinade zusammen mahlen. Mit dieser Mischung den Fisch 30 Minuten marinieren.
- Das Öl in einem Topf erhitzen. Lorbeerblätter und Zwiebel zugeben. 3 Minuten bei schwacher Hitze braten. Zucker, Salz und den marinierten Fisch hinzufügen. Gut mischen.
- 10 Minuten anbraten. Joghurt dazugeben und 8 Minuten kochen lassen. Heiß servieren.

Gebratener Fisch

Für 4

Zutaten

6 EL Besan*

2 TL Garam Masala

1 TL Amchor*

1 TL Ajowansamen

1 TL Ingwerpaste

1 TL Knoblauchpaste

Salz nach Geschmack

675 g Seeteufelschwanz, enthäutet und filetiert

Raffiniertes Pflanzenöl zum Frittieren

Methode

- Alle Zutaten bis auf den Fisch und das Öl mit so viel Wasser vermischen, dass ein dicker Teig entsteht. Mit diesem Teig den Fisch 4 Stunden marinieren.
- Öl in einer Pfanne erhitzen. Den Fisch zugeben und bei mittlerer Hitze 4-5 Minuten frittieren. Umdrehen und erneut 2-3 Minuten braten. Heiß servieren.

Machher Chop

Für 4

Zutaten

500 g Lachs, enthäutet und filetiert

Salz nach Geschmack

500ml/16fl oz Wasser

250 g Kartoffeln, gekocht und püriert

200 ml Senföl

2 große Zwiebeln, fein gehackt

½ TL Ingwerpaste

½ TL Knoblauchpaste

1½ TL Garam Masala

1 Ei, verquirlt

200 g Semmelbrösel

Raffiniertes Pflanzenöl zum Frittieren

Methode

- Fisch mit Salz und Wasser in einen Topf geben. Bei mittlerer Hitze 15 Minuten kochen. Abgießen und mit den Kartoffeln pürieren. Beiseite legen.
- Öl in einer Pfanne erhitzen. Zwiebeln dazugeben und bei mittlerer Hitze braun braten. Die Fischmischung

und alle restlichen Zutaten außer Ei und Semmelbrösel hinzufügen. Gut mischen und bei schwacher Hitze 10 Minuten kochen.

- Abkühlen lassen und in zitronengroße Kugeln teilen. Flachdrücken und zu Koteletts formen.
- Öl zum Frittieren in einer Pfanne erhitzen. Die Schnitzel in das Ei tauchen, in den Semmelbröseln wälzen und bei mittlerer Hitze goldbraun frittieren. Heiß servieren.

Goa Schwertfisch

(Schwertfisch nach goanischer Art zubereitet)

Für 4

Zutaten

50 g frische Kokosnuss, gerieben

1 TL Koriandersamen

1 TL Kreuzkümmelsamen

1 TL Mohn

4 Knoblauchzehen

1 EL Tamarindenpaste

250ml/8fl oz Wasser

Raffiniertes Pflanzenöl zum Braten

1 große Zwiebel, fein gehackt

1 EL Kokum*

Salz nach Geschmack

½ TL Kurkuma

4 Schwertfischsteaks

Methode

- Die Kokos-, Koriander-, Kreuzkümmel-, Mohn-, Knoblauch- und Tamarindenpaste mit ausreichend Wasser zu einer glatten Paste vermahlen. Beiseite legen.

- Das Öl in einem Topf erhitzen. Fügen Sie die Zwiebel hinzu und braten Sie sie bei mittlerer Hitze, bis sie braun wird.

- Die gemahlene Paste hinzufügen und 2 Minuten braten. Fügen Sie die restlichen Zutaten hinzu. Gut mischen und 15 Minuten köcheln lassen. Heiß servieren.

Trockener Fisch Masala

Für 4

Zutaten

6 Lachsfilets

¼ frische Kokosnuss, gerieben

7 rote Chilis

1 EL Kurkuma

Salz nach Geschmack

Methode

- Die Fischfilets 20 Minuten grillen. Beiseite legen.
- Die restlichen Zutaten zu einer glatten Paste vermahlen.
- Mit dem Fisch mischen. Die Mischung in einem Topf bei schwacher Hitze 15 Minuten kochen. Heiß servieren.

Madras Garnelen Curry

Für 4

Zutaten

3 EL raffiniertes Pflanzenöl

3 große Zwiebeln, fein gehackt

12 Knoblauchzehen, gehackt

3 Tomaten, blanchiert und gehackt

½ TL Kurkuma

Salz nach Geschmack

1 TL Chilipulver

2 EL Tamarindenpaste

750 g mittelgroße Garnelen, geschält und entadert

4 EL Kokosmilch

Methode

- Das Öl in einem Topf erhitzen. Zwiebeln und Knoblauch dazugeben und bei mittlerer Hitze eine Minute braten. Tomaten, Kurkuma, Salz, Chilipulver, Tamarindenpaste und Garnelen hinzufügen. Gut mischen und 7-8 Minuten braten.

- Fügen Sie die Kokosmilch hinzu. 10 Minuten köcheln lassen und heiß servieren.

Fisch in Bockshornklee

Für 4

Zutaten

8 EL raffiniertes Pflanzenöl

500 g Lachs, filetiert

1 EL Knoblauchpaste

75 g frische Bockshornkleeblätter, fein gehackt

4 Tomaten, fein gehackt

2 TL gemahlener Koriander

1 TL gemahlener Kreuzkümmel

1 TL Zitronensaft

Salz nach Geschmack

1 TL Kurkuma

75 g heißes Wasser

Methode

- 4 EL Öl in einer Pfanne erhitzen. Den Fisch hinzugeben und bei mittlerer Hitze von beiden Seiten goldbraun braten. Abgießen und beiseite stellen.
- 4 EL Öl in einem Topf erhitzen. Fügen Sie die Knoblauchpaste hinzu. Bei schwacher Hitze eine Minute braten. Fügen Sie die restlichen Zutaten hinzu, außer dem Wasser. 4-5 Minuten braten.
- Fügen Sie das Wasser und den gebratenen Fisch hinzu. Gut mischen. Mit einem Deckel abdecken und 10-15 Minuten köcheln lassen, dabei gelegentlich umrühren. Heiß servieren.

Karimeen Porichathu

(Fischfilet in Masala)

Für 4

Zutaten

1 TL Chilipulver

1 EL gemahlener Koriander

1 TL Kurkuma

1 TL Ingwerpaste

2 grüne Chilis, fein gehackt

Saft von 1 Zitrone

8 Curryblätter

Salz nach Geschmack

8 Lachsfilets

Raffiniertes Pflanzenöl zum Braten

Methode

- Alle Zutaten, außer Fisch und Öl, miteinander vermischen.
- Marinieren Sie den Fisch mit dieser Mischung und kühlen Sie ihn für 2 Stunden.
- Öl in einer Pfanne erhitzen. Die Fischstücke hinzufügen und bei mittlerer Hitze flach braten, bis sie goldbraun sind.
- Heiß servieren.

Riesengarnelen

Für 4

Zutaten

500 g große Garnelen, geschält und entadert

1 TL Kurkuma

½ TL Chilipulver

Salz nach Geschmack

3 EL raffiniertes Pflanzenöl

1 große Zwiebel, fein gehackt

1cm Ingwerwurzel, fein gehackt

10 Knoblauchzehen, fein gehackt

2-3 grüne Chilis, längs geschlitzt

½ TL Zucker

250 ml Kokosmilch

1 EL Korianderblätter, fein gehackt

Methode

- Die Garnelen mit Kurkuma, Chilipulver und Salz 1 Stunde marinieren.

- Das Öl in einem Topf erhitzen. Zwiebel, Ingwer, Knoblauch und grüne Chilis dazugeben und bei mittlerer Hitze 2-3 Minuten braten.

- Zucker, Salz und die marinierten Garnelen hinzufügen. Gut mischen und 10 Minuten anbraten. Fügen Sie die Kokosmilch hinzu. 15 Minuten köcheln lassen.

- Mit den Korianderblättern garnieren und heiß servieren.

Eingelegter Fisch

Für 4

Zutaten

Raffiniertes Pflanzenöl zum Braten

1kg Schwertfisch, enthäutet und filetiert

1 TL Kurkuma

12 trockene rote Chilis

1 EL Kreuzkümmelsamen

5cm Ingwerwurzel

15 Knoblauchzehen

250ml/8fl oz Malzessig

Salz nach Geschmack

Methode

- Öl in einer Pfanne erhitzen. Den Fisch hinzugeben und bei mittlerer Hitze 2-3 Minuten flach braten. Umdrehen und 1-2 Minuten braten. Beiseite legen.
- Die restlichen Zutaten zu einer glatten Paste vermahlen.
- Die Paste in einer Pfanne bei schwacher Hitze 10 Minuten kochen. Den Fisch hinzufügen, 3-4 Minuten

kochen, dann abkühlen lassen und in einem Glas gekühlt bis zu 1 Woche aufbewahren.

Fischbällchen Curry

Zutaten

500 g Lachs, enthäutet und filetiert

Salz nach Geschmack

750ml/1¼ Pints Wasser

1 große Zwiebel

3 TL Garam Masala

½ TL Kurkuma

3 EL raffiniertes Pflanzenöl plus extra zum Frittieren

5cm Ingwerwurzel, gerieben

5 Knoblauchzehen, zerdrückt

250 g Tomaten, blanchiert und gewürfelt

2 EL Joghurt, verquirlt

Methode

- Den Fisch mit etwas Salz und 500 ml Wasser bei mittlerer Hitze 20 Minuten kochen. Abgießen und mit Zwiebel, Salz, 1 TL Garam Masala und Kurkuma zu einer glatten Masse mahlen. In 12 Kugeln teilen.

- Öl zum Frittieren erhitzen. Die Kugeln dazugeben und bei mittlerer Hitze goldbraun frittieren. Abgießen und beiseite stellen.

- 3 EL Öl in einem Topf erhitzen. Alle restlichen Zutaten, das restliche Wasser und die Fischbällchen hinzufügen. 10 Minuten köcheln lassen und heiß servieren.

Fisch Amritsari

(Scharfer Fisch)

Für 4

Zutaten

200g Joghurt

½ TL Ingwerpaste

½ TL Knoblauchpaste

Saft von 1 Zitrone

½ TL Garam Masala

Salz nach Geschmack

675 g Seeteufelschwanz, enthäutet und filetiert

Methode

- Alle Zutaten, außer dem Fisch, miteinander vermischen. Marinieren Sie den Fisch mit dieser Mischung für 1 Stunde.
- Den marinierten Fisch 7-8 Minuten grillen. Heiß servieren.

Masala Gebratene Garnelen

Zutaten

4 Knoblauchzehen

5cm Ingwer

2 EL frische Kokosnuss, gerieben

2 trockene rote Chilis

1 EL Koriandersamen

1 TL Kurkuma

Salz nach Geschmack

120ml/4fl oz Wasser

750 g Garnelen, geschält und entadert

3 EL raffiniertes Pflanzenöl

3 große Zwiebeln, fein gehackt

2 Tomaten, fein gehackt

2 EL Korianderblätter, gehackt

1 TL Garam Masala

Methode

- Knoblauch, Ingwer, Kokosnuss, rote Chilis, Koriandersamen, Kurkuma und Salz mit ausreichend Wasser zu einer glatten Paste vermahlen.
- Marinieren Sie die Garnelen mit dieser Paste eine Stunde lang.
- Das Öl in einem Topf erhitzen. Fügen Sie die Zwiebeln hinzu und braten Sie sie bei mittlerer Hitze, bis sie glasig sind.
- Tomaten und marinierte Garnelen dazugeben. Gut mischen. Wasser hinzufügen, mit einem Deckel abdecken und 20 Minuten köcheln lassen.
- Mit Korianderblättern und Garam Masala garnieren. Heiß servieren.

Herzhaft belegter Fisch

Für 4

Zutaten

2 EL Zitronensaft

Salz nach Geschmack

Gemahlener schwarzer Pfeffer nach Geschmack

4 Schwertfischsteaks

2 EL Butter

1 große Zwiebel, fein gehackt

1 grüne Paprika, entkernt und gehackt

3 Tomaten, enthäutet und gehackt

50 g Semmelbrösel

85 g Cheddar-Käse, gerieben

Methode

- Zitronensaft, Salz und Pfeffer über den Fisch streuen. Beiseite legen.
- Die Butter in einem Topf erhitzen. Fügen Sie die Zwiebel und den grünen Pfeffer hinzu. Bei mittlerer Hitze 2-3 Minuten braten. Tomaten, Semmelbrösel und Käse dazugeben. 4-5 Minuten braten.
- Diese Mischung gleichmäßig über den Fisch verteilen. In Alufolie wickeln und im Ofen bei 200 °C (400 °F, Gas Stufe 6) 30 Minuten backen. Heiß servieren.

Garnelen-Pasanda

(Garnelen gekocht mit Joghurt und Essig)

Für 4

Zutaten

250 g Garnelen, geschält und entadert

Salz nach Geschmack

1 TL gemahlener schwarzer Pfeffer

2 TL Malzessig

2 TL raffiniertes Pflanzenöl

1 EL Knoblauchpaste

2 große Zwiebeln, fein gehackt

2 Tomaten, fein gehackt

2 Frühlingszwiebeln, fein gehackt

1 TL Garam Masala

250ml/8fl oz Wasser

4 EL griechischer Joghurt

Methode

- Die Garnelen mit Salz, Pfeffer und Essig 30 Minuten marinieren.
- Die Garnelen 5 Minuten grillen. Beiseite legen.
- Das Öl in einem Topf erhitzen. Fügen Sie die Knoblauchpaste und die Zwiebeln hinzu. Bei mittlerer Hitze eine Minute braten. Tomaten, Frühlingszwiebeln und Garam Masala hinzufügen. 4 Minuten anbraten. Die gegrillten Garnelen und das Wasser dazugeben. 15 Minuten bei schwacher Hitze kochen. Fügen Sie den Joghurt hinzu. 5 Minuten rühren. Heiß servieren.

Schwertfisch Rechaido

(Schwertfisch in Goan Soße gekocht)

Für 4

Zutaten

4 rote Chilis

6 Knoblauchzehen

2,5 cm Ingwerwurzel

½ TL Kurkuma

1 große Zwiebel

1 TL Tamarindenpaste

1 TL Kreuzkümmelsamen

1 EL Zucker

Salz nach Geschmack

120ml/4fl oz Malzessig

1kg/2¼lb Schwertfisch, gereinigt

Raffiniertes Pflanzenöl zum Braten

Methode

- Alle Zutaten, außer Fisch und Öl, miteinander vermahlen.

- Machen Sie Schlitze auf dem Schwertfisch und marinieren Sie mit der gemahlenen Mischung, indem Sie reichliche Mengen der Mischung in die Schlitze füllen. 1 Stunde beiseite stellen.

- Öl in einer Pfanne erhitzen. Den marinierten Fisch dazugeben und bei schwacher Hitze 2-3 Minuten flach braten. Umdrehen und wiederholen. Heiß servieren.

Teekha Jhinga

(Heiße Garnelen)

Für 4

Zutaten

4 EL raffiniertes Pflanzenöl

1 TL Fenchelsamen

2 große Zwiebeln, fein gehackt

2 TL Ingwerpaste

2 TL Knoblauchpaste

Salz nach Geschmack

½ TL Kurkuma

3 EL Garam Masala

25g/wenige 1oz getrocknete Kokosnuss

60ml/2fl oz Wasser

1 EL Zitronensaft

500 g Garnelen, geschält und entadert

Methode

- Das Öl in einem Topf erhitzen. Fenchelsamen hinzufügen. Lassen Sie sie 15 Sekunden lang stottern. Fügen Sie die Zwiebeln, Ingwerpaste und Knoblauchpaste hinzu. Bei mittlerer Hitze eine Minute braten.

- Fügen Sie die restlichen Zutaten hinzu, außer den Garnelen. 7 Minuten anbraten.

- Die Garnelen dazugeben und 15 Minuten kochen lassen, dabei häufig umrühren. Heiß servieren.

Garnelen Balchow

(Garnelen nach Goan Way gekocht)

Für 4

Zutaten

750 g Garnelen, geschält und entadert

250ml/8fl oz Malzessig

8 Knoblauchzehen

2 große Zwiebeln, fein gehackt

1 EL gemahlener Kreuzkümmel

¼ TL Kurkuma

Salz nach Geschmack

120ml/4fl oz raffiniertes Pflanzenöl

50 g Korianderblätter, gehackt

Methode

- Die Garnelen mit 4 EL Essig 2 Stunden marinieren.
- Den restlichen Essig mit Knoblauch, Zwiebeln, gemahlenem Kreuzkümmel, Kurkuma und Salz zu einer glatten Paste zermahlen. Beiseite legen.
- Das Öl in einem Topf erhitzen. Die Garnelen bei schwacher Hitze 12 Minuten braten.

- Fügen Sie die Paste hinzu. Gut mischen und bei schwacher Hitze 15 Minuten anbraten.
- Mit den Korianderblättern garnieren. Heiß servieren.

Garnelen Bhujna

(Trockene Garnelen in Kokosnuss und Zwiebel)

Für 4

Zutaten

50 g frische Kokosnuss, gerieben

2 große Zwiebeln

6 rote Chilis

5cm Ingwerwurzel, gerieben

1 TL Knoblauchpaste

4 EL raffiniertes Pflanzenöl

5 trockene Kokum*

¼ TL Kurkuma

750 g Garnelen, geschält und entadert

250ml/8fl oz Wasser

Salz nach Geschmack

Methode

- Kokosnuss, Zwiebeln, rote Chilis, Ingwer und Knoblauchpaste zusammen mahlen.
- Das Öl in einem Topf erhitzen. Fügen Sie die Paste mit dem Kokum und Kurkuma hinzu. Bei schwacher Hitze 5 Minuten braten.
- Garnelen, Wasser und Salz hinzufügen. 20 Minuten köcheln lassen, dabei häufig umrühren. Heiß servieren.

Chingdi Macher Malai

(Garnelen in Kokos)

Für 4

Zutaten

2 große Zwiebeln, gerieben

2 EL Ingwerpaste

100 g frische Kokosnuss, gerieben

4 EL raffiniertes Pflanzenöl

500 g Garnelen, geschält und entadert

1 TL Kurkuma

1 TL gemahlener Kreuzkümmel

4 Tomaten, fein gehackt

1 TL Zucker

1 TL Ghee

2 Nelken

2,5 cm Zimt

2 grüne Kardamomkapseln

3 Lorbeerblätter

Salz nach Geschmack

4 große Kartoffeln, gewürfelt und gebraten

250ml/8fl oz Wasser

Methode

- Zwiebeln, Ingwerpaste und Kokos zu einer glatten Paste mahlen. Beiseite legen.
- Öl in einer Pfanne erhitzen. Die Garnelen dazugeben und bei mittlerer Hitze 5 Minuten braten. Abgießen und beiseite stellen.
- Fügen Sie dem gleichen Öl die gemahlene Paste und alle restlichen Zutaten außer dem Wasser hinzu. 6-7 Minuten braten. Die gebratenen Garnelen und das Wasser dazugeben. Gut mischen und 10 Minuten köcheln lassen. Heiß servieren.

Fischsorte Bata

(Fisch in Senfpaste)

Für 4

Zutaten

4 EL Senfkörner

7 grüne Chilis

2 EL Wasser

½ TL Kurkuma

5 EL Senföl

Salz nach Geschmack

1 kg Zitronenzunge, enthäutet und filetiert

Methode

- Alle Zutaten bis auf den Fisch mit genügend Wasser zu einer glatten Paste vermahlen. Marinieren Sie den Fisch mit dieser Mischung für 1 Stunde.
- 25 Minuten dämpfen. Heiß servieren.

Fischeintopf

Für 4

Zutaten

1 EL raffiniertes Pflanzenöl

2 Nelken

2,5 cm Zimt

3 Lorbeerblätter

5 schwarze Pfefferkörner

1 TL Knoblauchpaste

1 TL Ingwerpaste

2 große Zwiebeln, fein gehackt

400 g gefrorenes gemischtes Gemüse

Salz nach Geschmack

250 ml warmes Wasser

500 g Seeteufelfilets

1 EL weißes Mehl, in 60 ml Milch aufgelöst

Methode

- Das Öl in einem Topf erhitzen. Nelken, Zimt, Lorbeerblätter und Pfefferkörner hinzufügen. Lassen Sie sie 15 Sekunden lang stottern. Fügen Sie die Knoblauchpaste, Ingwerpaste und Zwiebeln hinzu. Bei mittlerer Hitze 2-3 Minuten braten.

- Gemüse, Salz und Wasser hinzufügen. Gut mischen und 10 Minuten köcheln lassen.

- Fisch und Mehlmischung vorsichtig hinzufügen. Gut mischen. 10 Minuten bei mittlerer Hitze kochen. Heiß servieren.

Jhinga Nissa

(Garnelen mit Joghurt)

Für 4

Zutaten

1 EL Zitronensaft

1 TL Ingwerpaste

1 TL Knoblauchpaste

1 TL Sesamsamen

200g Joghurt

2 grüne Chilis, fein gehackt

½ TL trockene Bockshornkleeblätter

½ TL gemahlene Nelken

½ TL gemahlener Zimt

½ TL gemahlener schwarzer Pfeffer

Salz nach Geschmack

12 große Garnelen, geschält und entadert

Methode

- Alle Zutaten bis auf die Garnelen miteinander vermischen. Marinieren Sie die Garnelen mit dieser Mischung eine Stunde lang.
- Die marinierten Garnelen auf Spieße anrichten und 15 Minuten grillen. Heiß servieren.

Tintenfisch Vindaloo

(Tintenfisch gekocht in scharfer Goan Soße)

Für 4

Zutaten

8 EL Malzessig

8 rote Chilis

3,5 cm Ingwerwurzel

20 Knoblauchzehen

1 TL Senfkörner

1 TL Kreuzkümmelsamen

1 TL Kurkuma

Salz nach Geschmack

6 EL raffiniertes Pflanzenöl

3 große Zwiebeln, fein gehackt

500 g Tintenfisch, in Scheiben geschnitten

Methode

- Die Hälfte des Essigs mit den roten Chilis, Ingwer, Knoblauch, Senfkörner, Kreuzkümmel, Kurkuma und Salz zu einer glatten Paste zermahlen. Beiseite legen.
- Das Öl in einem Topf erhitzen. Die Zwiebeln bei schwacher Hitze braun braten.
- Fügen Sie die gemahlene Paste hinzu. Gut mischen und 5-6 Minuten anbraten.
- Den Tintenfisch und den restlichen Essig hinzufügen. Bei schwacher Hitze 15-20 Minuten kochen lassen, dabei gelegentlich umrühren. Heiß servieren.

Hummer Balchow

(Scharfer Hummer gekocht in Goan Curry)

Für 4

Zutaten

400 g Hummerfleisch, gehackt

Salz nach Geschmack

½ TL Kurkuma

60ml/2fl oz Malzessig

1 TL Zucker

120ml/4fl oz raffiniertes Pflanzenöl

2 große Zwiebeln, fein gehackt

12 Knoblauchzehen, fein gehackt

1 TL Garam Masala

1 EL Korianderblätter, gehackt

Methode

- Den Hummer mit Salz, Kurkuma, Essig und Zucker 1 Stunde marinieren.
- Das Öl in einem Topf erhitzen. Zwiebeln und Knoblauch dazugeben. Bei schwacher Hitze 2-3 Minuten braten. Den marinierten Hummer und das Garam Masala hinzufügen. Bei schwacher Hitze 15 Minuten kochen lassen, dabei gelegentlich umrühren.
- Mit den Korianderblättern garnieren. Heiß servieren.

Garnelen mit Aubergine

Für 4

Zutaten

4 EL raffiniertes Pflanzenöl

6 schwarze Pfefferkörner

3 grüne Chilis

4 Nelken

6 Knoblauchzehen

1cm Ingwerwurzel

2 EL Korianderblätter, gehackt

1½ EL Kokosraspeln

2 große Zwiebeln, fein gehackt

500 g Auberginen, gehackt

250 g Garnelen, geschält und entadert

½ TL Kurkuma

1 TL Tamarindenpaste

Salz nach Geschmack

10 Cashewnüsse

120ml/4fl oz Wasser

Methode

- 1 EL Öl in einem Topf erhitzen. Pfefferkörner, grüne Chilis, Nelken, Knoblauch, Ingwer, Korianderblätter und Kokosnuss bei mittlerer Hitze 2-3 Minuten zugeben. Mahlen Sie die Mischung zu einer glatten Paste. Beiseite legen.

- Restliches Öl in einem Topf erhitzen. Zwiebeln dazugeben und bei mittlerer Hitze eine Minute anbraten. Auberginen, Garnelen und Kurkuma hinzufügen. 5 Minuten braten.

- Fügen Sie die gemahlene Paste und alle restlichen Zutaten hinzu. Gut mischen und 10-15 Minuten köcheln lassen. Heiß servieren.

Grüne Garnelen

Für 4

Zutaten

Saft von 1 Zitrone

50 g Minzeblätter

50 g Korianderblätter

4 grüne Chilis

2,5 cm Ingwerwurzel

8 Knoblauchzehen

Prise Garam Masala

Salz nach Geschmack

20 mittelgroße Garnelen, geschält und entadert

Methode

- Alle Zutaten bis auf die Garnelen zu einer glatten Paste vermahlen. Marinieren Sie die Garnelen mit dieser Mischung für 1 Stunde.
- Die Garnelen aufspießen. 10 Minuten grillen, dabei gelegentlich wenden. Heiß servieren.

Fisch mit Koriander

Für 4

Zutaten

3 EL raffiniertes Pflanzenöl

1 große Zwiebel, fein gehackt

4 grüne Chilis, fein gehackt

1 EL Ingwerpaste

1 EL Knoblauchpaste

1 TL Kurkuma

Salz nach Geschmack

100 g Korianderblätter, gehackt

1 kg Lachs, enthäutet und filetiert

250ml/8fl oz Wasser

Methode

- Das Öl in einem Topf erhitzen. Die Zwiebel bei schwacher Hitze braun braten.
- Alle restlichen Zutaten, außer Fisch und Wasser, hinzufügen. 3-4 Minuten braten. Fisch zugeben und 3-4 Minuten anbraten.
- Fügen Sie das Wasser hinzu. Gut mischen und 10-12 Minuten köcheln lassen. Heiß servieren.

Fisch Malai

(Fisch in cremiger Soße gekocht)

Für 4

Zutaten

250 ml raffiniertes Pflanzenöl

1 kg Wolfsbarschfilets

1 EL weißes Mehl

1 große Zwiebel, gerieben

½ TL Kurkuma

250 ml Kokosmilch

Salz nach Geschmack

Für die Gewürzmischung:

1 TL Koriandersamen

1 TL Kreuzkümmelsamen

4 grüne Chilis

6 Knoblauchzehen

6 EL Wasser

Methode

- Die Zutaten der Gewürzmischung zusammen mahlen. Drücken Sie die Mischung aus, um ihren Saft in einer kleinen Schüssel zu extrahieren. Stellen Sie den Saft beiseite. Entsorgen Sie die Schale.

- Öl in einer Pfanne erhitzen. Den Fisch mit Mehl bestäuben und bei mittlerer Hitze goldbraun frittieren. Abgießen und beiseite stellen.

- Fügen Sie dem gleichen Öl die Zwiebel hinzu und braten Sie sie bei mittlerer Hitze, bis sie braun ist.

- Den Saft der Gewürzmischung und alle restlichen Zutaten dazugeben. Gut mischen.

- 10 Minuten köcheln lassen. Den Fisch hinzufügen und 5 Minuten kochen lassen. Heiß servieren.

Konkani Fischcurry

Für 4

Zutaten

1 kg Lachs, enthäutet und filetiert

Salz nach Geschmack

1 TL Kurkuma

1 TL Chilipulver

2 EL raffiniertes Pflanzenöl

1 große Zwiebel, fein gehackt

½ TL Ingwerpaste

750ml/1¼ Pints Kokosmilch

3 grüne Chilis, längs geschlitzt

Methode

- Den Fisch mit Salz, Kurkuma und Chilipulver 30 Minuten marinieren.
- Das Öl in einem Topf erhitzen. Fügen Sie die Zwiebel- und Ingwerpaste hinzu. Bei mittlerer Hitze braten, bis die Zwiebeln glasig werden.
- Kokosmilch, grüne Chilis und den marinierten Fisch hinzufügen. Gut mischen. 15 Minuten köcheln lassen. Heiß servieren.

Scharfe Garnelen mit Knoblauch

Für 4

Zutaten

4 EL raffiniertes Pflanzenöl

2 große Zwiebeln, fein gehackt

1 EL Knoblauchpaste

12 Knoblauchzehen, gehackt

1 TL Chilipulver

1 TL gemahlener Koriander

½ TL gemahlener Kreuzkümmel

2 Tomaten, fein gehackt

Salz nach Geschmack

1 TL Kurkuma

750 g Garnelen, geschält und entadert

250ml/8fl oz Wasser

Methode

- Das Öl in einem Topf erhitzen. Zwiebeln, Knoblauchpaste und gehackten Knoblauch hinzufügen. Bei mittlerer Hitze braten, bis die Zwiebeln glasig werden.

- Fügen Sie die restlichen Zutaten hinzu, außer den Garnelen und dem Wasser. 3-4 Minuten braten. Die Garnelen dazugeben und 3-4 Minuten anbraten.

- Fügen Sie das Wasser hinzu. Gut mischen und 12-15 Minuten köcheln lassen. Heiß servieren.

Einfaches Fischcurry

Für 4

Zutaten

2 große Zwiebeln, geviertelt

3 Nelken

2,5 cm Zimt

4 schwarze Pfefferkörner

2 TL Koriandersamen

1 TL Kreuzkümmelsamen

1 Tomate, geviertelt

Salz nach Geschmack

2 EL raffiniertes Pflanzenöl

750 g Lachs, enthäutet und filetiert

250ml/8fl oz Wasser

Methode

- Alle Zutaten, außer Öl, Fisch und Wasser, vermahlen. Das Öl in einem Topf erhitzen. Die Paste dazugeben und bei schwacher Hitze 7 Minuten braten.
- Fisch und Wasser hinzufügen. 25 Minuten kochen lassen, dabei häufig umrühren. Heiß servieren.

Goan Fisch Curry Go

Für 4

Zutaten

100 g frische Kokosnuss, gerieben

4 trockene rote Chilis

1 TL Kreuzkümmelsamen

1 TL Koriandersamen

360ml/12fl oz Wasser

3 EL raffiniertes Pflanzenöl

1 große Zwiebel, gerieben

1 TL Kurkuma

8 Curryblätter

2 Tomaten, blanchiert und gehackt

2 grüne Chilis, längs geschlitzt

1 EL Tamarindenpaste

Salz nach Geschmack

1 kg Lachs, in Scheiben geschnitten

Methode

- Kokosnuss, rote Chilis, Kreuzkümmel und Koriandersamen mit 4 EL Wasser zu einer dicken Paste mahlen. Beiseite legen.
- Das Öl in einem Topf erhitzen. Die Zwiebel bei schwacher Hitze glasig braten.
- Fügen Sie die Kokospaste hinzu. 3-4 Minuten braten.
- Alle restlichen Zutaten bis auf den Fisch und das restliche Wasser hinzufügen. 6-7 Minuten anbraten. Fisch und Wasser hinzufügen. Gut mischen und 20 Minuten köcheln lassen, dabei gelegentlich umrühren. Heiß servieren.

Garnelen Vindaloo

(Garnelen in scharfem Goan-Curry gekocht)

Für 4

Zutaten

3 EL raffiniertes Pflanzenöl

1 große Zwiebel, gerieben

4 Tomaten, fein gehackt

1½ TL Chilipulver

½ TL Kurkuma

2 TL gemahlener Kreuzkümmel

750 g Garnelen, geschält und entadert

3 EL weißer Essig

1 TL Zucker

Salz nach Geschmack

Methode

- Das Öl in einem Topf erhitzen. Zwiebel dazugeben und bei mittlerer Hitze 1-2 Minuten braten. Tomaten, Chilipulver, Kurkuma und Kreuzkümmel hinzufügen. Gut mischen und 6-7 Minuten kochen lassen, dabei gelegentlich umrühren.

- Die Garnelen dazugeben und gut vermischen. Bei schwacher Hitze 10 Minuten kochen.

- Essig, Zucker und Salz hinzufügen. 5-7 Minuten köcheln lassen. Heiß servieren.

Fisch im Grünen Masala

Für 4

Zutaten

750 g Schwertfisch, enthäutet und filetiert

Salz nach Geschmack

1 TL Kurkuma

50 g Minzeblätter

100 g Korianderblätter

12 Knoblauchzehen

5cm Ingwerwurzel

2 große Zwiebeln, in Scheiben geschnitten

5cm Zimt

1 EL Mohn

3 Nelken

500ml/16fl oz Wasser

3 EL raffiniertes Pflanzenöl

Methode

- Den Fisch mit Salz und Kurkuma 30 Minuten marinieren.
- Die restlichen Zutaten bis auf das Öl mit genügend Wasser zu einer dicken Paste vermahlen.
- Das Öl in einem Topf erhitzen. Die Paste dazugeben und bei mittlerer Hitze 4-5 Minuten braten. Den marinierten Fisch und das restliche Wasser hinzufügen. Gut mischen und 20 Minuten köcheln lassen, dabei gelegentlich umrühren. Heiß servieren.

Muscheln Masala

Für 4

Zutaten

500g/1lb 2oz Muscheln, gereinigt (siehe Kochtechniken)

Salz nach Geschmack

¾ TL Kurkuma

1 EL Koriandersamen

3 Nelken

2,5 cm Zimt

4 schwarze Pfefferkörner

2,5 cm Ingwerwurzel

8 Knoblauchzehen

60 g frische Kokosnuss, gerieben

2 EL raffiniertes Pflanzenöl

1 große Zwiebel, fein gehackt

500ml/16fl oz Wasser

Methode

- Dampf (siehe <u>Kochtechniken</u>) die Muscheln 20 Minuten in einem Dampfgarer. Streuen Sie Salz und Kurkuma darüber. Beiseite legen.

- Die restlichen Zutaten mit Ausnahme des Öls, der Zwiebel und des Wassers mahlen.

- Das Öl in einem Topf erhitzen. Fügen Sie die gemahlene Paste und die Zwiebel hinzu. Bei mittlerer Hitze 4-5 Minuten braten. Die gedünsteten Muscheln hinzufügen und 5 Minuten braten. Fügen Sie das Wasser hinzu. 10 Minuten kochen und heiß servieren.

Fisch Tikka

Für 4

Zutaten

2 TL Ingwerpaste

2 TL Knoblauchpaste

1 TL Garam Masala

1 TL Chilipulver

2 TL gemahlener Kreuzkümmel

2 EL Zitronensaft

Salz nach Geschmack

1kg Seeteufel, enthäutet und filetiert

Raffiniertes Pflanzenöl zum flachen Braten

2 Eier, verquirlt

3 EL Grieß

Methode

- Ingwerpaste, Knoblauchpaste, Garam Masala, Chilipulver, Kreuzkümmel, Zitronensaft und Salz mischen. Marinieren Sie den Fisch mit dieser Mischung 2 Stunden lang.

- Öl in einer Pfanne erhitzen. Den marinierten Fisch in das Ei tauchen, im Grieß wälzen und bei mittlerer Hitze 4-5 Minuten flach braten.

- Umdrehen und 2-3 Minuten braten. Auf saugfähigem Papier abtropfen lassen und heiß servieren.

Auberginen gefüllt mit Garnelen

Für 4

Zutaten

4 EL raffiniertes Pflanzenöl

1 große Zwiebel, fein gerieben

2 TL Ingwerpaste

2 TL Knoblauchpaste

1 TL Kurkuma

½ TL Garam Masala

Salz nach Geschmack

1 TL Tamarindenpaste

180 g Garnelen, geschält und entadert

60ml/2fl oz Wasser

8 kleine Auberginen

10 g Korianderblätter, gehackt, zum Garnieren

Methode

- Für die Füllung die Hälfte des Öls in einem Topf erhitzen. Fügen Sie die Zwiebel hinzu und braten Sie bei schwacher Hitze bis sie braun sind. Ingwerpaste, Knoblauchpaste, Kurkuma und Garam Masala hinzufügen. 2-3 Minuten anbraten.

- Salz, Tamarindenpaste, Garnelen und Wasser hinzufügen. Gut mischen und 15 Minuten köcheln lassen. Zum Abkühlen beiseite stellen.

- Mit einem Messer ein Kreuz an einem Ende einer Aubergine machen. Schneiden Sie entlang des Kreuzes tiefer und lassen Sie das andere Ende nicht durchtrennt. In diese Mulde die Garnelenmischung füllen. Für alle Auberginen wiederholen.

- Restliches Öl in einer Pfanne erhitzen. Die gefüllten Auberginen dazugeben. Bei schwacher Hitze 12-15 Minuten braten, dabei gelegentlich wenden. Garnieren und heiß servieren.

Garnelen mit Knoblauch & Zimt

Für 4

Zutaten

250 ml raffiniertes Pflanzenöl

1 TL Kurkuma

2 TL Knoblauchpaste

Salz nach Geschmack

500 g Garnelen, geschält und entadert

2 TL gemahlener Zimt

Methode

- Das Öl in einem Topf erhitzen. Kurkuma, Knoblauchpaste und Salz hinzufügen. 2 Minuten bei mittlerer Hitze braten. Die Garnelen dazugeben und 15 Minuten kochen.
- Zimt hinzufügen. 2 Minuten kochen und heiß servieren.

In Senf gedämpfte Sohle

Für 4

Zutaten

1 TL Ingwerpaste

1 TL Knoblauchpaste

¼ TL rote Chilipaste

2 TL englischer Senf

2 TL Zitronensaft

1 TL Senföl

Salz nach Geschmack

1 kg Zitronenzunge, enthäutet und filetiert

25g Korianderblätter, fein gehackt

Methode

- Alle Zutaten bis auf den Fisch und die Korianderblätter miteinander vermischen. Mit dieser Mischung den Fisch 30 Minuten marinieren.
- Legen Sie den Fisch in eine flache Schüssel. Dampf (sieheKochtechniken) 15 Minuten in einem Dampfgarer. Mit den Korianderblättern garnieren und heiß servieren.

Gelbes Fisch-Curry

Für 4

Zutaten

100 ml Senföl

1 kg Lachs, enthäutet und filetiert

4 TL englischer Senf

1 TL gemahlener Koriander

1 TL Chilipulver

2 TL Knoblauchpaste

125 g Tomatenmark

120ml/4fl oz Wasser

Salz nach Geschmack

1 TL Kurkuma

2 EL Korianderblätter, fein gehackt, zum Garnieren

Methode

- Öl in einer Pfanne erhitzen. Den Fisch hinzugeben und bei schwacher Hitze goldbraun braten. Umdrehen und wiederholen. Den Fisch abtropfen lassen und beiseite stellen. Reservieren Sie das Öl.

- Senf mit gemahlenem Koriander, Chilipulver und Knoblauch mischen.

- Das zum Braten des Fischs verwendete Öl erhitzen. Die Senfmischung eine Minute anbraten.
- Das Tomatenpüree dazugeben. Bei mittlerer Hitze 4-5 Minuten braten.
- Fügen Sie den gebratenen Fisch, Wasser, Salz und Kurkuma hinzu. Gut mischen und 15-20 Minuten köcheln lassen, dabei gelegentlich umrühren.
- Mit den Korianderblättern garnieren. Heiß servieren.

CPSIA information can be obtained
at www.ICGtesting.com
Printed in the USA
BVHW031515120722
641929BV00014B/372